劉博仁不藏私的功能醫學新王道

吃藥不如吃對營養、過對生活
小毛病不會變成大問題

劉博仁 著

目錄

功能醫學——
改善身體功能，要先認識細胞小宇宙

Part 2

營養，重建功能的關鍵

Part 3 生活型態改變＋營養調理 逆轉「小病痛」

推薦序

慢性疾病主宰醫療，
醫學革新勢在必行！

梁錦華（養齡診所國際功能醫學健康老化中心創辦人）

當看完了劉博仁醫師送來書稿的一刻，心中湧現了一份莫名的感動與欣喜，新醫學的落實與延續，是需要有願景的良醫參與執行，本書正是代表。

身為一位從事醫療服務 40 年的臨床醫師，見證了無數生老病死、人生病態。千禧年前我遠赴美國，有幸成為台灣第一位專科醫師，受業於布蘭德教授，並在他所創設的「功能醫學研究院」（IFM）學習功能醫學。回國後，隨即改變行醫方向，銳意把這種前瞻、革新的醫療方式引入台灣。轉眼 20 載，除了作為推動新一代醫療藍本的先鋒，更加深我體認繼承傳統，創新觀念的必要性。

2001 年，個人開創了台灣第一個「功能醫學」診療服務平台，並且開兩岸三地風氣之先將「功能醫學」應用在健康醫療。同年，我撰文〈21 世紀醫學新思維——功能醫學〉，刊載於《台灣醫界》，把「功能醫學」理念，正式以學術方式與同儕分享，期待拋磚引玉，吸引更多醫界同仁共襄盛舉。

劉博仁醫師，是我長久以來看到從事功能醫學，最為專業與實踐的專科醫師，與本人多年來的實務一樣，見證了新醫學對重拾健康的關鍵影響。由於時下醫療價值是建立在「急症照護」（acute care）模式上，因而偏重聚焦在藥物治療的「疾病」。這種方式確實拯救了無數急症病患，但時空變遷，當代所面對的各種慢性疾病，卻因思維的原地踏步，陷入「頭痛醫頭」的窘境。相較之下，具有營養學博士的劉博仁醫師，在民眾、病患照護上，更多了一份獨特、睿智的醫學修為。

目前，「生活型態」已是十大死亡原因的關鍵元素，90% 的醫療資源都用於慢性、衰老等相關疾病族群。尤其是這類疾病，隨著生活型態的快速變換，近年有年輕化的趨勢，早發病患隨處可見，因此創新醫療模式的需求，迫在眉睫。劉博仁醫師藉由生動、易懂的生活方式介紹功能醫學，實在是難能可

貴，醫病之福！

　　本人除深感榮幸被委以推薦之責，更深慶再有優秀卓越同儕推動新醫學，在此，我誠摯的推薦本書給所有從事醫療服務相關人士和愛護健康的民眾。

本文作者簡介

養齡診所國際功能醫學健康老化中心創辦人、美國抗衰老醫學會專科醫師（Board-Certified Anti-Aging Physician）、哈佛醫學院行為醫學（MBMI）訓練醫師，曾任台北市立仁愛醫院內科主治醫師、敏盛醫療體系大園分院創院院長、聯安預防醫療機構功能醫學中心創始人。

他接受正統的內科專科與消化系次專科訓練，在教學醫院從事服務、研究與教育工作多年，隨後放棄既有成就，毅然重新學習新一代的醫療典範，致力於創新的功能醫學（functional medicine），成為亞洲第一位推動「功能醫學」的華裔專科醫師。著有《無聲海嘯》、《健康關鍵，先減再加》、《無齡的祕密》、《你還在看西醫嗎？》等健康好書。

推薦序
功能醫學——
醫未病的預防醫療新趨勢

王桂良（安法診所院長）

如何永保青春、維持健康長壽的生活，精準的個人化醫療是日益被重視的趨勢。依循自己的基因順勢而為、強化弱點，並且根據檢測結果，透過飲食營養、生活習慣來趨吉避凶，才能先發制老，及早啟動抗衰老模式。

劉博仁醫師專精功能醫學、預防醫學領域，《劉博仁不藏私的功能醫學新王道》書中，集結了他多年執業經驗，深入淺出將功能醫學的精華完整傳授給讀者，並以臨床上的常見案例，剖析疾病根源，並教導身體功能恢復之道。相信這本書不僅能給予醫療相關人員提點，亦能幫助大眾，用更明智的方式照顧好自己的健康！

本文作者簡介

安法診所院長、台灣抗衰老再生醫學會名譽理事長、美國抗衰老醫學會（A4M）暨世界抗衰老醫學會（WAAAM）首席專家醫師。

著有《做基因的智者：一生受用的抗衰老養護之道》、《會減肥的DNA》等書。

作者序
人人都做得到的自我身體功能調理指南

我 1990 年從醫學院畢業之後，接受家庭醫學科的訓練，之後再專攻耳鼻喉科以及睡眠醫學，所有的臨床訓練思考邏輯，都是從理學檢查、診斷、用藥、手術等過程來處理患者的病痛，從來沒有想過營養學的角色。

2006 年念營養醫學研究所時，研究主題是「氣喘患者的營養療法」，結果讓我大開眼界，居然營養素的介入可以改善氣喘患者的生活品質與肺功能，開啟我對於營養調理疾病的另一種思維。之後透過努力學習，加上勇敢地在台中澄清醫院開設全國第一個營養醫學門診，累積不少臨床經驗。

2012 年念博士班時，也以「特殊功能營養醫學食品改善肥胖

重度睡眠呼吸中止症」為題進行研究，結果發現生活型態、飲食調整、營養素介入可以明顯改善這類患者的呼吸中止嚴重程度，研究結果於國際期刊發表，這是全世界第一篇有關睡眠呼吸中止症營養介入的論文。這裡頭有個重要觀念，就是生活型態調整非常重要。所謂生活型態包括睡眠、壓力、運動、飲食等，藉由生活型態調整加上適度補充營養素，讓一個人徹頭徹尾地從細胞、組織、器官，乃至於恢復應有的整體功能，而不是一直當藥罐子。

　　本書分為三部分，第一部分是功能醫學調理的理論基礎，內容包括近來熱門的腸道菌叢話題、針對毒物環境的排毒方式、自由基與發炎的降低、荷爾蒙及免疫的平衡、筋骨筋膜保健，我儘量將此篇幅寫得白話些，讀者可以從中學習到功能醫學的精髓。

　　第二部分帶領讀者重新認識營養學，裡頭包含時下熱門話題，像是動物性蛋白質好、還是植物性蛋白質好？吃魚可以，為何大型魚不適合吃？椰子油與生酮飲食的剖析；維生素 D 是在紅什麼？消除脂肪肝需要何種營養素等，都是很生活化的主題。

　　第三部分就更精彩了，我將生活中可能遇到的「小病痛」以真實個案呈現，並提出 DIY 自我調理對策，例如便秘、更年期、經痛、落髮、口臭、頭痛、貧血、過敏、濕疹等。

　　2018 年 4 月，我與國內上百名志同道合的醫師、營養師、醫療相關人員成立「台灣基因營養功能醫學會」，並擔任理事長一職，以協助專業人員持續進修為主要宗旨，但是一般人士並不清楚功能醫學的範疇，我過去已寫過許多有關營養醫學調理疾病的書籍，也寫過有關基因與疾病關聯的《誰說疾病一定會遺傳？》，這次我特別爬梳整理「功能醫學」的概念與讀者分享，希望這正是您尋覓已久的健康平安書！

前言
重拾你的身體功能

麗芬是兩個小孩的媽媽，先生從事貿易事業，身兼家庭主婦與先生助理的雙重角色。打從小孩出生開始，堅持幫他們找最好的保母，晚上一定陪在床邊說童話故事，等孩子再大一點，她也用心找了許多才藝班，只為不讓孩子輸在起跑點。而先生的工作是皮件飾品進出口貿易，所以舉凡公司帳務、員工異動、先生交際應酬、客戶的異常事件處理，她都無役不與。

她有一些好友姊妹淘，偶而相約喝下午茶，聊聊生活瑣事，她也和大家一樣會喝杯拿鐵咖啡、來塊蛋糕，尤其是馬卡龍，那簡直是她的舒壓好朋友，她心想：「如果沒了這些小小的舒壓甜品，真不知日子還有何樂趣？」

不過，打從40歲開始，她就注意到一些「微不足道」的小

問題。首先是她先生和小孩會提醒她口氣不是很好。這裡所謂「口氣」有兩個意思，一個是口臭，她的小孩會跟她說：媽咪嘴巴臭臭的，以前都不會。另外一個意思是，先生會提醒她說話很容易激動，經常怪東怪西，情緒不是很穩定。她曾想過，是內分泌或是荷爾蒙失調嗎？還為此找了牙科醫師猛洗牙；也因為陰道分泌物較多，到婦科檢驗荷爾蒙雌激素，醫生說檢測還算好，只是有些慢性陰道感染，給了一些陰道塞劑來治療。另外，也找了身心科醫師，被診斷有焦慮症與自律神經失調，醫生認為她有憂鬱症，開了一堆鎮靜抗焦慮藥物，吃藥的結果是：白天更容易疲累，想打瞌睡，晚上卻睡不好，甚至連先生熟識的客戶名字都叫不出來。哇！這非同小可，先生也開始擔心了，提醒她要不要再換個醫生看看，還冷冷地說：「你是不是開始失智啊！」這話讓她聽了更傷心，心想為這個家犧牲奉獻，還生了兩個小孩，為什麼搞得身體越來越糟。

43 歲時，在洗澡不經意摸到右側胸部有硬塊，馬上想到自己的阿姨，因乳癌四期併發轉移，在 48 歲過世。這時負面思緒一股腦兒浮現腦海，邊洗澡邊顫抖，心跳加速，隔天立即安排乳房外科門診檢查，結果醫生告知有一個 1.5 公分的纖維腺瘤，裡頭有鈣化點，建議切除化驗。她不停追問有沒有可能是

惡性的，醫生說要切片送病理化驗才知道。

「需要將乳房全部切掉嗎？」她一直在門診追問醫生。

醫生請個案管理師先安撫她，詳細解釋，她才回家。在等待手術與報告的三個星期，她的生活一團糟，嚴重暴瘦不說，因為長期失眠，弄得記憶力越來越差、越來越悲觀，甚至有段時間看到窗戶，就有跳下去、一了百了的衝動，所幸都沒有發生。直到病理報告顯示是「良性」，她才終於好好睡了三天。

中廣型肥胖的先生因為這事件，幫兩人安排了全身健檢，在看到健檢報告的時候，不光是麗芬，連先生也焦慮了，因為健檢報告上出現好多紅字。麗芬的「紅字」報告有高膽固醇、甲狀腺功能低下、胃幽門螺旋桿菌感染、卵巢囊腫、發炎指數偏高、骨質疏鬆……報告總結是建議家醫科、內分泌科、婦產科、肝膽腸胃內科與骨科追蹤。先生的紅字包括肥胖、高血壓、高膽固醇、高三酸甘油酯、重度脂肪肝、糖尿病前期、大腸息肉、胃黏膜息肉樣病變、心臟冠狀動脈血管鈣化等，建議家醫科、心臟內科、肝膽腸胃內科、直腸外科、內分泌新陳代謝科追蹤。

　　不到 50 歲的夫妻倆看到這健檢報告都自覺很誇張，加上之後要看那麼多科別，光是安排門診時間就快瘋了。此時，先生也很焦慮，因為他的父親在 65 歲時因腦出血性中風過世，78 歲的母親目前因為糖尿病併發症，視力不良，而且每週還必須往返醫院洗腎。不過既然健檢建議看這麼多科醫生，還是要乖乖地依照建議去看，否則健檢有何意義呢？不僅如此，麗芬的醫師們總共建議她服用降膽固醇藥、甲狀腺素、抗憂鬱劑、抗生素殺幽門桿菌，以及一種氫離子幫浦阻斷劑。先生的醫師們則開了降膽固醇藥、阿斯匹靈、胃藥、顧肝藥、降血壓藥、糖尿病藥。

　　某一天，小孩在家裡看著夫妻倆的藥袋，天真說 ：「你們簡直是藥罐子嘛！」夫妻倆看著彼此吃的藥，開始仔細思考幾個問題：「我們真的要吃那麼多藥嗎？」「吃藥真的可以解決所有問題嗎？」「吃那麼多藥會不會有副作用？」兩人也因此更焦慮了。

小病可以不用靠藥醫

看到上述麗芬夫妻的情節，你可能會覺得誇張，不過台灣是醫療天堂，因為超級方便的健保制度，使得看病拿藥稀鬆平常，又價廉，所以多數人都會依照專科醫師建議領藥服用。其實藥不用吃那麼多，也不總是需要長期服藥。面對這問題，我們必須思考：有什麼方法可以恢復並維持身體功能？

這對夫妻經由朋友介紹來我的門診，我研究了兩人健檢報告的異常數字，其實就是長期忽略生活型態與飲食習慣所造成的功能失調，而且每次出現的小症狀都反覆提醒著他們該注意身體了。不誇張，經過功能醫學整體調理，三個月後，他們完全不用吃一顆藥物，而且生活品質大為改善。我想，不光是這個案例，許多人都在疾病出現與抗病過程中，疏忽飲食與生活型態的重要性。

調整生活型態、吃對營養素，改善身體功能

如果生病了，多數人的直覺是去看醫生，然後醫生依照病情

安排檢查，最後提供吃藥、甚至是手術的處置，這看似理所當然的醫療模式已經落伍。落伍的原因並不是過程不對，而是疾病處理的方法不要依賴藥物。應該透過非藥物的方式，先反轉疾病訊息，甚至恢復身體功能的正常，那才是王道！

這種調理身體的王道就是「功能醫學」（Functional Medicine）。

提到功能醫學，就必須認識美國功能醫學之父布蘭德教授（Dr. Jeffrey Bland），他是第一位將營養醫學當成實證醫學進行研究的生化學家，並確認營養素對人體細胞的影響。他於 1993 年在華盛頓州成立了功能醫學院（IFM，http://www.functionalmedicine.org），專門研究人體細胞與營養素之間的關係，並將調理疾病的範疇延伸到生活型態的調理，包括改善新陳代謝疾病、腦功能重建、腸道疾病的改善、以及免疫疾病的調理等。目前美國的功能醫學已成為顯學，全美已有數萬名醫師、營養師等相關醫療人員從事功能醫學的醫療業務。

功能醫學包括生活型態與營養醫學兩大類系統：生活型態細分為運動、睡眠、舒壓等面向，而營養醫學則包括食物與營養素介入，藉由營養醫學的評估及檢測，將每日攝取的水分、蛋

白質、脂肪、碳水化合物、礦物質、維生素做最好的建議，並
適當補充功能營養食品。

當功能醫學的生活型態與營養醫學調理得當時，會正面影響
到細胞、組織、器官，乃至整體的身體功能回復，達到不吃藥
就能健康促進的目的。

功能醫學調理的機制包括：
● 腸道菌相與腸生理功能之重建
● 增加身體排毒功能，降低毒素干擾身體
● 調節荷爾蒙與神經傳導物質
● 抗發炎
● 抗氧化
● 平衡免疫
● 增進肌肉骨骼系統功能

接下來的篇章，我會從功能醫學的導論切入，然後闡述營養
醫學的概念，最後再針對大多數人常見的「小毛病」一一舉例
並破解，幫助大家在日常的飲食與生活調理當中，找出自我健
康功能調理之道。

一張圖表讀懂功能醫學

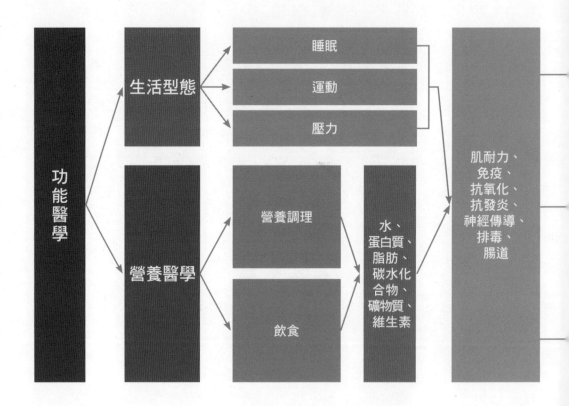

註解：透過功能醫學的調理，從細胞→組織→器官的路徑，不僅達到預防的效果，而對於出現亞健康與疾病症狀的病患，也能做到反轉，從細胞→組織→器官的路徑，調回健康體質。

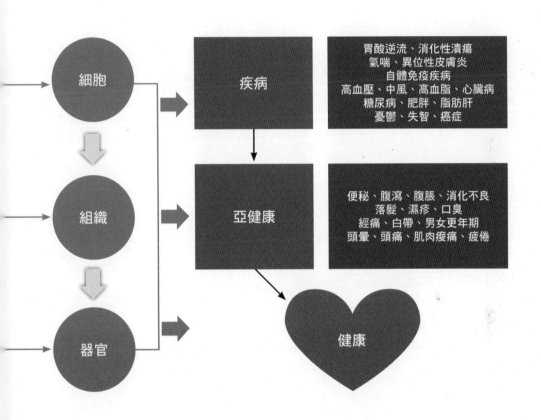

細胞

組織

器官

疾病
胃酸逆流、消化性潰瘍
氣喘、異位性皮膚炎
自體免疫疾病
高血壓、中風、高血脂、心臟病
糖尿病、肥胖、脂肪肝
憂鬱、失智、癌症

亞健康
便秘、腹瀉、腹脹、消化不良
落髮、濕疹、口臭
經痛、白帶、男女更年期
頭暈、頭痛、肌肉痠痛、疲倦

健康

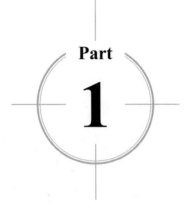

功能醫學——
改善身體功能，
要先認識細胞小宇宙

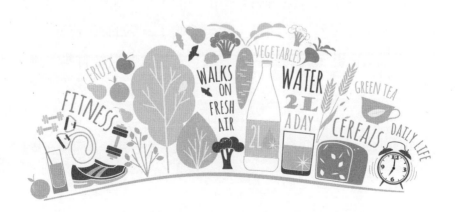

　　這個章節的內容是功能醫學的重點，也是功能醫學醫師在調理患者時依據的基礎學理。我在前言已經提過功能醫學調理的機制，包括腸道菌相、身體排毒、調節荷爾蒙以及神經傳導物質、抗發炎、抗氧化、平衡免疫以及增進肌肉骨骼系統功能，這裡我會概括地介紹功能醫學在每一個環節的機轉，幫助大家能夠深入功能醫學的核心，然後將其應用，如果能夠配合功能醫學醫師的檢測及調理，相信就能減少看病吃藥的機率。

細胞健康，身體功能才會運作正常

　　一個人如果要活得快樂、活得精彩、活得無拘無束，首先必備的是完整的身體「功能」，功能完整之後，身體本身以及與外界的互動一定會順暢。現代所謂的開藥醫學，講究的是用藥物來緩解一個症狀，但這個藥物卻可能帶來潛藏的副作用，然後又製造了身體另一個問題，甚至破壞了身體的某個功能，這並不是長久之計，因為細胞會吶喊，會生氣，只是有些人無法理解。

　　細胞是構成一個個體的基礎單位，以人類來說，細胞分為細

胞膜、細胞質、以及細胞核。細胞內含有許多細胞器官，我們稱之為「胞器」，有意思吧，原來細胞也有器官啊！細胞核內含有遺傳密碼 DNA，也就是掌控身體各項細胞表現的藍圖密碼所在。每一個細胞雖然渺小，但對身體功能影響甚大，當細胞功能維持順暢時，身體就會健康；如果細胞功能出問題，身體也必定出狀況。

以細胞膜來說，它是由磷脂質（phospholipid）和蛋白質所構成的雙層膜，透過不同方式，讓各種營養素送入細胞內，或是將廢物送出細胞外，膽固醇也是細胞膜上重要的脂質，可加強細胞膜的穩定性，所以膽固醇太低也是不行的。更重要的是細胞膜上面充斥著各種接受器，你可以將它想像成各種手套，它可以專一地接受它配合的分子，然後將訊號傳入細胞內。舉個例子，雌激素接受器會與雌激素結合，然後向細胞內傳達相關指令，不幸的是俗稱塑化劑的內分泌干擾素也會結合到這個接受器上，傳達不必要的訊號，導致器官早熟、甚至是致癌，所以細胞膜上接受器多寡、接收到什麼訊號、接受器被阻斷等都會影響細胞的功能發揮。

再談到細胞質，細胞質內充滿著各類胞器，包括：

1. **粒線體**：人之所以有電、有能量就是因為有粒線體，因此學者稱粒線體是能量發電廠一點都不為過。除了紅血球以外，全身細胞內都有粒線體，我們吃進去的營養素，經過一系列氧化作用，最後到粒線體的電力生產線，也就是電子傳遞鏈，形成三磷酸腺苷（adenosine triphosphate, ATP）高能量化合物，儲存於肌肉細胞之中，供給細胞能量，當 ATP 被分解的時候，就能夠提供能量作肌肉活動之用。如果粒線體功能受損，人體馬上面對的就是老化、甚至是死亡。

2. **內質網和高基氏體**：這是細胞內蛋白質以及脂質合成工廠，不管是肝臟所有解毒酵素，或是腎上腺皮質荷爾蒙、身體的組織結構蛋白等，只要你想得到的人體蛋白質都必須靠這個工廠製造，當然，製造藍圖來自於細胞核內的基因 DNA。如果內質網和高基氏體罷工、或是功能異常，身體蛋白質合成會出差錯。

3. **溶酶體及過氧化小體**：這胞器就好像細胞內的消化系統，例如白血球細胞內的溶酶體可以消化吞噬打敗仗的細菌屍體，細胞飢餓時，溶酶體還可以先消化不重要胞器以產生能量，骨頭內破骨細胞的溶酶體還可以幫助礦物質及膠原蛋白的溶解以及再吸收，對於維持骨骼健康相當重要。而過氧化小體也是執行一些氧化分解反應的處所。

　　而細胞核是細胞內最大的胞器，大家熟知的染色體就在其中，這些遺傳密碼 DNA 背負著細胞個體建造的所有藍圖。人體細胞有 23 對染色體，其中含有兩萬五千多個基因，每一個基因型（genotype）都背負著個人的表現型（phenotype），如果其中任一基因在編碼上出現問題，亦稱為「變異」，可能後來製造出來的蛋白質就會變化，甚至無法製造出有效蛋白質，最後產生的代謝體就發生紊亂，這種【基因體學─蛋白質體學─代謝體學】也就是目前生技產業發展的重點。

　　初步了解胞器之後，還要告訴大家一個相當重要概念，就是「訊息」（signal），細胞內外都藉由不同的訊息來傳遞指令，套句現代話術：不但網內互打，也有網外互打。一個人體功能要完整，這些細胞內外的訊息傳遞也相當重要，例如內分泌總司令下視丘會分泌甲促素（thyrotropin-releasing hormone, TRH），TRH 會向腦下垂體下指令，分泌甲狀腺素刺激激素（Thyroid Stimulating Hormone, TSH），TSH 又會刺激甲狀腺上的甲狀腺刺激素接受器（TSH receptor），之後碘離子會從血液進入甲狀腺的濾泡細胞，經過一連串的反應，最終轉變成甲狀腺素，甲狀腺素釋放到血液中，然後進入全身細胞內，再經由細胞內訊息傳遞，執行新陳代謝反應。

　　認識細胞小宇宙之後，你會發現人體真奧妙。為了維持健康，我們必須細心呵護每一個細胞、每一個胞器、每一個訊息路徑、每一個基因表現，也就是維護整體功能運行。接下來，開始進入功能醫學的調理法則。

Chapter 1

腸道：
腸內是微生物競技場

如果你覺得身體裡只有自己的細胞存在，那就大錯特錯了，因為腸子裡存在的細菌數目，遠遠超過你全身的細胞數，而且種類之多超乎你想像，更妙的是，腸子管腔簡直是他們的競技場。

醫學之父希波克拉底曾說過：「萬病起緣於腸道」，當時還不知道腸道裡頭藏著什麼玄機。知名美國肝膽腸胃科醫師艾莫隆・邁爾（Emeran Mayer）描述，其實人體表面或是人體內只有 10% 的細胞是屬於人類，如果你把所有的腸道菌湊在一起變成一個器官，該器官重量會介於 2 至 6 磅（0.9 到 2.7 公斤），跟全身皮膚加總重量相當，而裡頭含有一千多種菌，超過七百萬個基因，遠遠超過人的二萬五千多個基因，有些專家稱這些

腸道菌叢為「被遺忘的器官」。

　　其實這些存在於腸道的細菌會因為對人體的影響被分類為益生菌、致病菌、以及中性菌。益生菌被定義為「活的微生物」，用量充足時，對宿主可以產生健康效益。許多傳統的發酵食物都含有益生菌，像是優酪乳、優格、味噌、泡菜等。益生菌包括嗜酸乳酸桿菌（A 菌）、比菲德氏菌（B 菌）、龍根菌、嗜溫鏈球菌、鼠李糖乳酸桿菌、雷特氏 B 菌等。致病菌也就是壞菌，包括大家熟知的大腸桿菌、金黃色葡萄球菌、困難梭狀桿菌、赤痢菌等。而中性菌就是伺機菌，時而變好，時而變壞。

　　這些菌在腸道裡頭彼此互相角力，角力的結果影響人體健康甚巨，我常說：「好菌如果占上風，你的身體會輕鬆；若是壞菌占上風，身心馬上會漏風」。益生菌不但會和腸道細胞對話，傳達健康訊息給腸道黏膜的免疫細胞，提升並調節免疫系統，改善過敏，也會發酵纖維、乳糖以及葡萄糖，生成乙酸、丙酸及丁酸，使腸道處於微酸環境，並且提供腸道上皮細胞能量，降低腸癌發生。目前更有研究顯示某些益生菌還能產生 γ 胺基丁酸（GABA），抑制大腦的邊緣系統，具有抗焦慮作用。

　　整體來說，益生菌的保健功效包括以下，大家不妨增加各類好菌，讓他們到腸道內幫你打一場人生勝仗：

1. 預防並改善兒童異位性皮膚炎以及濕疹
2. 改善過敏性鼻炎及其他免疫系統疾病
3. 治療腹瀉，包括細菌或是病毒感染
4. 治療大腸激躁症
5. 縮短困難梭狀桿菌（Clostridium difficile）導致大腸炎的病程
6. 改善腸漏症
7. 降低某些癌症的機率，包括膀胱癌、胃癌、大腸直腸癌
8. 降低婦女泌尿以及陰道反復性感染
9. 改善憂鬱症以及其它身心疾病
10. 幫助體重管理

腸道是第二個大腦

　　不要懷疑，你的腸道就等於你的第二個大腦，它是會思考的，而且是獨立的。

有位音樂系學生，主修薩克斯風，每當要面臨考試或是表演時，他就腹痛如絞，苦不堪言，可是一表演完畢或是考完試6到8小時後，這個症狀就逐漸緩解。許多人都有類似經驗，這其實就是腸子神經感受到壓力，因而產生的腸道壓力症候群。

當你吃進食物時，消化液從胃、膽囊、胰臟紛紛注入胃腸腔內幫助消化吸收，而胃及腸子的平滑肌開始收縮，以幫助食物前進，這叫做「蠕動」，有意思的是，大部分這些腸道活動並不受大腦或是脊髓的控制，而是由數十億個分佈在食道到大腸的神經元所獨立掌控，這神經系統被稱為「腸神經系統」（enteric nervous system, ENS），研究這生理活動的著名美國腸胃專家麥可・格爾森（Michael D. Gershon）還因此出版了暢銷作品《第二大腦》（*The Second Brain*）來描述這些腸神經特質。

當壓力來臨時，腸子內的神經系統會因此停擺所有消化工作，當這罷工持續時，你就會感到消化不良，營養吸收一定受到影響，更麻煩的是，胃以及腸子的蠕動轉變成痙攣性收縮，你就會感到胃痛，有時還會痛到想嘔吐。相反的，「心寬體胖」則是因為身處太平盛世，幾乎沒有壓力，甚至是相當快樂，所以腸神經系統運作相當順暢，消化吸收非常順利，自然身體就

比較豐腴。

有意思的是，腸神經元也會分泌許多神經傳導物質，最有名的就是血清素，腸神經元會透過不同方法與大腦相互溝通，像是迷走神經、多巴胺、腦內啡、催產素、促腎上腺皮質素釋放因子（CRF）等，因此「腸—腦連結」（gut-brain connection）就是目前研究的重點。

簡單說，情緒會影響腸胃功能，腸胃神經功能失調也會影響情緒，無論何者為因、何者為果，我若是用「唇亡齒寒」來比喻腸和腦的關聯一點也不為過。因此，如果長期腸胃不適，當排除腫瘤、感染等因素之後，不要只是猛吃胃藥，而是要恢復身心平衡狀態，透過靜坐、冥想、氣功、太極拳、瑜伽、補充益生菌、修補腸漏等等，來達到腸腦平衡。

腸漏症

我記得 2011 年演講時提到腸漏症（Leaky gut syndrome），幾乎沒有人聽過這名詞，現在則是許多暢銷書都在談論腸漏

症，代表這已經是顯學了！

　　腸黏膜可以算是體內的皮膚，具有屏障功能，如果將整條消化道黏膜展開可以達到 300 平方公尺的面積，這比一座單打主場網球場面積（260 平方公尺）還大。在正常情況下，腸細胞之間必須是緊密接合（tight junction），不容許任何消化不全的大分子或是毒素穿越雷池一步。

　　大多數的營養物質及水分是通過並進入上皮細胞內，然後再由溶酶體分解成更小的胜肽，最後進入血液及淋巴液當中，這是跨細胞途徑（transcellular pathway）。問題是如果這腸黏膜屏障因為某些因素，刺激細胞上的解連蛋白（zonulin），此時好比一聲「芝麻開門」，造成細胞之間黏連鬆開，發生漏隙，使得我們吃進身體的食物大分子（尤其是蛋白質類）、毒素、病菌直搗黃龍，竄入血液或是淋巴液中，那腸漏症就產生了。

　　這些原本不該出現在血液當中的分子或是病菌，會誘導身體的免疫系統展開反擊，結果可能是急性過敏反應（如蕁麻疹、神經血管水腫、氣喘），或是其他慢性免疫反應，例如慢性疲勞症候群、皮膚濕疹、頭痛、關節痠痛、肌膜炎、腸躁症、一

型糖尿病、非酒精性脂肪肝、乳糜瀉、發炎性大腸炎、類風濕性關節炎、紅斑性狼瘡、乾燥症、硬皮症、多發性硬化症、自閉症等。

造成腸漏症的原因有許多可能，大致如下：

1. **腸內菌相失衡**：當腸內壞菌過多時，會產生許多內毒素，改變了腸黏膜通透性，透過肝腸循環增加肝臟負擔。
2. **過敏食物**：例如小麥麥麩、牛奶、蛋白、蝦子、芒果、奇異果等，都有可能造成腸漏症。
3. **消化酵素不足**：吃東西過快、暴飲暴食、胰臟功能不足、胃切除後、膽囊切除手術後，都有可能引起腸漏。
4. **藥物**：西藥如抗生素、消炎藥、類固醇、化療藥物或是不明中草藥，也會破壞腸黏膜屏障，導致腸漏。
5. **精製加工低纖維飲食**：精製、高油脂、高糖、高鹽以及食品添加物，都是破壞腸道菌相的殺手，引起腸漏。
6. **壓力**：壓力會增加促腎上腺皮質素釋放因子 CRH 釋放，刺激解連蛋白，造成腸漏。
7. **感染**：包括寄生蟲、念珠菌慢性感染，也會引起腸漏症。
8. **酗酒**：過多酒精，也會破壞腸黏膜完整性，引起腸漏。

抗衰老，腸道先不老

這已經是我在診間衛教的口號了：「若要抗衰老，腸道先不老！」因為腸道功能的正常與全身細胞功能的平衡有相當大的關聯。腸道的不適包括腹脹、消化不良、便秘、腹瀉、腹痛、噁心、嘔吐、胃酸逆流、排便習慣改變等，此處先不談急性腸胃毛病，但是慢性腸胃不適久了，身體及心理肯定會出事。

腸道要不衰老，腸道菌相一定要好，有腸漏症一定要改善。要如何判斷有無腸漏症呢？最準確的方法就是進行小腸內視鏡，然後取黏膜做切片檢查，這當然是侵入性且比較不可行的，而功能醫學醫師可以提供小腸滲透壓的尿液檢測法，或是檢驗糞便的解連蛋白，或是檢測尿液中的有機酸代謝物也是一種方法，因為腸道菌相失衡加上肝臟負擔增加，會造成一些有機酸的代謝失衡，這些有機酸包括苯甲酸（benzoate）、馬尿酸（hippurate）、苯乙酸（phenylacetate）、對羥基苯甲酸（p-hydroxybenzoate）、吲哚乙酸（3-indoleacetate）、丙三羧酸（tricarballylate）、阿拉伯糖醇（D-arabinitol）、檸檬酸（Citramate）、酒石酸（Tartarate）等。如果患者願意配合，可以直接檢測糞便內的細菌分佈，來判斷腸道菌相是否平衡。

除此之外，「別人的美食可能是你的毒藥」，此話怎講？你知道，有人吃到蝦子馬上起疹子，或是更嚴重的是吃到花生，呼吸道立即痙攣，臉色發黑，這是由一種免疫球蛋白 IgE 暴增導致的立即性過敏反應。但更多是慢性過敏反應，這是由另一種免疫球蛋白 IgG 失衡暴衝所導致的，例如有人對牛奶、麥麩慢性過敏，這也會導致腸漏加劇，腸道菌相失衡，這時除了自己做詳細的飲食日記之外，醫生也可以檢驗患者的慢性食物不耐檢驗，IgG 當中尤其是第四型，也就是 IgG4，更能反應食物慢性不耐的結果。讀者如果在檢驗慢性食物不耐反應時，不妨和醫生討論。

護腸固本大訣竅

功能醫學醫師不會一直要你吃胃藥，因為那不是治本之法，我建議大家要以「5R」來保護腸胃，其重點如下：

● 移除（Remove）：就是要去除掉過敏及加工食物，其他如腸道細菌、真菌、念珠菌感染也應該找出，以避免繼續毒害腸道。

●**補充（Replace）**：補充包括植物酵素或是不足的胃酸，酵素可以消化食物，進而分解至最小單位，像是胺基酸、小胜肽、脂肪酸、單醣、雙醣，尤其是許多食物過敏原或是蛋白質，酵素可以將它分解成較無過敏的小胜肽或是胺基酸，降低過敏發炎機會。而胃酸不足可以用少量檸檬汁溶液來改善。

●**種植（Re-inoculate）**：補充大量益生菌，以增加腸道益菌，減少腸道害菌，並藉此調整腸道淋巴組織免疫功能，平衡腸道菌相。益生菌中應添加菊糖（inulin）或果寡糖這類「益菌原」或是「益菌生」（prebiotics），如此可以幫助益生菌的生長，提供更全方位的腸道保健，我建議每日應攝取 20 ～ 25 公克纖維質。

●**修復（Repair）**：補充甘草蘆薈麩醯胺酸粉、抗發炎 omega-3 多元不飽和脂肪酸、微量元素鋅、維生素 B 群、硒等以幫助修復腸道破損區域。

●**保持（Retain）**：持續以低刺激、高纖維、低糖、適量蛋白質、健康油脂的飲食來幫助修復後的腸道黏膜保健，並保持心情放鬆，以利腸漏的修復。

除此之外，我建議晨起一杯 300 到 400 cc 溫開水，養成每日

上大號的習慣，排便後以溫水沖洗肛門處。每天一杯黑咖啡可以，但是白開水要到達 2000 cc 以上，每天兩份水果（約兩個拳頭大小，以蘋果、奇異果、火龍果、橘子、木瓜、鳳梨等水果為優），煮熟蔬菜五至七份（約兩碗半至三碗半的量），吃飯儘量挑糙米飯或是五穀米。

喝水尤其重要，即使沒有口渴感覺，也要養成喝水習慣。小朋友也必須注意，兒童喝水請依據「100、50、20」法則，也就是 10 公斤內每公斤 100 cc，第二個 10 公斤每公斤 50 cc，超過 20 公斤以上每公斤 20 cc。如果有胃食道逆流或是消化不良，請掌握「飯水分離」原則，也就是在吃飯前半小時以及吃飯後一小時內不要喝水，以利足夠胃酸及消化液消化食物。

每日睡前靜坐 10 分鐘，練習腹式呼吸，幫助平衡腸道自律神經，還記得我說過「腸道是第二個腦」，放鬆之後，腸道自然不易老。

最後要記得，細嚼慢嚥相當重要，用心咀嚼食物，吃飯八分飽，足夠的咀嚼可以減輕胃腸的負擔，吃飯不要趕，不說太多話，不滑手機，用心感受食物原味，感恩食物帶給我們力量，

　　腸胃功能恢復之後會帶給你一身輕盈。

Chapter 2
排毒：
這環境，毒你千遍也不厭倦

民以食為天，但是病從口入，尤其是台灣目前癌症死亡人數攀升，「癌」字三個口，跟「吃」是脫不了關係，不管是 2011 年的塑化劑、2013 年毒澱粉、2014 年餿水油、或 2015 年手搖飲農藥超標事件，大家都不陌生。而最近的食安事件，2017 年戴奧辛毒雞蛋事件與雞蛋檢出芬普尼含量超標，大家應該記憶猶新；我經常鼓勵大家吃雞蛋，結果被稱為「世紀之毒」的戴奧辛居然在雞蛋中被檢驗出來。

重金屬是另一個問題，2017 年衛福部食品藥物管理署決議修正對大型魚類攝食的飲食建議，因為研究顯示鯊魚、旗魚、鮪魚、油魚等大型魚類，屬於海洋食物鏈頂端的魚類，含有毒重金屬物質「甲基汞」，證實會傷害到胎兒腦部發展，建議孕

婦、有意懷孕的婦女、6 歲以下的幼童，最好不要食用這些大型魚類。

來源不明的中草藥也可能含有重金屬，衛福部中醫藥司中藥材 2016 年進口統計資料顯示，該年全台共進口了高達 3 萬 1千 352 公噸的中藥材，這實在驚人，而消基會中醫藥委員會召集人施純全也表示，常見的中藥糾紛就包括「中藥摻西藥」、「重金屬超標」、「食品偽裝中藥」等問題，吃補反而吃進一身問題！

空污的懸浮微粒 PM2.5 又是另一大毒，而且很難避免，這種細小懸浮微粒因為體積超小，非常容易經過呼吸進入肺泡內，除了容易造成過敏、氣喘以外，甚至連逐年增加的肺腺癌都與它脫不了關係。陳建仁副總統領導的團隊，對 2 萬多名 30 歲以上成人平均追蹤 16.9 年，研究結果發現，台灣本島 PM2.5 濃度每立方公尺增加 13.1 微克、澎湖增 0.73 微克時，民眾罹肝癌風險就提高 22%。

還有環境荷爾蒙塑化毒造成的問題也是一大堆，包括癌症上升、兒童發育受影響、不孕症、生態失衡等等，也都是耳熟能

詳的毒化結果，這一切的毒都會滲透到我們的細胞內，造成人體功能大失調。所以要恢復人體功能，除了要儘量避免毒物外，還要趕緊排毒。

神經問題？先看看有無重金屬中毒

鍾先生因為被診斷帕金森氏症而服藥一年多，原本活躍於商界，卻因為手抖問題，影響生活品質，連與人握手都覺得怕人瞧不起，所以斷絕一切社交活動，由妻子陪伴一起來我的門診。我幫他做了一系列檢查，赫然發現他頭髮重金屬嚴重超標，包括汞、鉛、砷都過高，他敘述因為對西藥沒信心，所以從年輕時就喜歡吃中藥，還因為喜歡吃日本料理，所以大型魚生魚片也絕不會放過，這可能是他重金屬過高的原因。後來在重金屬螯合排毒三個月之後，他的手抖改善了七、八成，自信心逐漸恢復。他的手抖應該是重金屬過高影響到腦神經的結果。

重金屬除了會慢性破壞神經系統功能，還會影響腎臟、心血管、肝臟、胰臟、骨骼或是內分泌系統功能，可謂茲事體大。

「汞」不但造成神經受損，影響平衡、聽覺、觸覺、認知功能，還與急性心肌梗塞有關。「砷」是早期台灣烏腳病的元兇，除了造成神經血管發炎壞死，甚至和糖尿病、肺癌、肝癌、皮膚癌、膀胱癌都有關。「鉛」的中毒更會動搖國本，影響兒童的智能。1955 年在日本發生的「鎘」污染事件，造成了患者全身骨頭疼痛難耐，也就是所謂的「痛痛病」，台灣也曾發生過鎘米中毒事件。其他像「鋁」的污染，也有研究顯示老年失智症患者腦部有鋁過高的現象，而注意力不集中過動兒也是有鋁污染的報導。我也提過，氣喘患者血清中的鋁濃度比一般人高出兩倍多（《環境毒理學與藥理學期刊》*Environmental Toxicology and Pharmacology, 2013*），我推測與長期吃含鋁的胃藥有關。

重金屬來源廣泛，而且不同重金屬的來源不同。以汞為例，包括過去補牙的銀粉（amalgam），又稱汞齊，為銀汞合金，汞佔 50%，是造成人體汞過高的原因之一，還好目前牙醫師幾乎都以樹脂來填充牙齒。另外大型海魚，包括旗魚、鯊魚、油魚、鮪魚也確定容易含有高劑量甲基汞；還有來源不明、未經檢驗的中草藥也必須小心，我曾碰過一位 5 歲小朋友因為過敏長期吃中藥 3 年，找我的時候發現兩眼呆滯，發育遲緩，檢測

頭髮重金屬含量發現汞、鉛都過高，當下父母親都很驚訝。

我建議，如果懷疑有慢性重金屬過高或中毒情形，可以請醫師檢驗。重金屬的檢查方法有分血液檢測、頭髮檢測、尿液檢測三項，一般血液檢測可以看得出來最近兩三週內接觸重金屬污染的情況，頭髮可以看出最近三個月左右重金屬累積暴露的情形，而尿液的重金屬檢測常常是用來看重金屬排毒療法之後的成效，以及用作激發試驗（challenge test），來看是否有特殊的重金屬中毒。

世紀新毒——塑化劑

當衛福部公布 2017 年國人十大死因時，癌症連續蟬聯 36 年十大死因之首，與 2016 年度相比，惡性腫瘤死亡率上升了 0.4%，其中，乳癌與攝護腺癌是唯二死亡率上升的癌症。究竟是為什麼？其實專家們心知肚明，這兩種與荷爾蒙接受器有關的癌症應是嚴重「環境荷爾蒙」塑化劑污染所造成結果。

談到塑化劑，大家最耳熟能詳的就是雙酚 A（BPA），因為

可以幫助塑膠製品軟化，所以被大量使用在水瓶等製品，甚至是嬰兒奶瓶。證據發現，雙酚 A 是一種內分泌干擾物（endocrine disrupting chemicals, EDCs），會影響人體性器官發育，不但會造成男嬰陰莖發育短小，也會造成女童初經以及乳房發育提早，因此早在 2011 年歐盟就已經禁止使用。

有人問我，塑化劑到底有多少種類？目前文獻找得出來的多達數百種，不過大致說來我會以尿液檢測來看以下幾類塑化劑：

* **鄰苯二甲酸酯類**（phthalates）：目前大多數的塑膠用品都屬於此類，許多洗髮精、香水中的定香劑也都含有，其中以鄰苯二甲酸二酯（DEHP）最多，這也是 2011 年台灣食安事件塑化劑的主角之一。
* **對羥基苯甲酸酯類**（parabens）：因為具有抑菌效果，所以普遍使用於化妝品、藥品、甚至是食品添加物中。
* **酚類**（phenols）：包括著名的雙酚 A、壬基苯酚、丁基苯酚等都是，許多乳化劑、填充劑、清潔劑、塑膠水壺、受污染的食物、新衣服染劑等都有它的蹤跡，是一種強烈的內分泌干擾物，與肥胖、糖尿病、癌症、心血管疾病都有關。

　　我特別要強調連一般瓶裝水都要小心。2018 年 3 月，美國非營利媒體組織「Orb Media」公布的摘要指出，由紐約州立大學佛勒多尼亞分校（State University of New York at Fredonia）微塑膠研究人員梅森（Sherri Mason）研究發現，自 5 大洲 9 國共 19 地點，購買 11 品牌共 259 瓶水，結果發現 259 瓶中，僅 7％（19 瓶）不含塑膠微粒，其餘 93％含有聚丙烯、尼龍和聚酯粒（PET）等。這是很重要訊息，如果有患者問我喝不喝瓶裝水？我會回答：「除非我快渴死了。」

　　目前全世界許多國家包括台灣，都逐漸意識到塑化劑帶來的威脅，也紛紛提倡「減塑生活」，我舉雙手贊成，初期可能帶來大眾的不方便，但站在降低罹患「塑疾」以及環保的角度，實在是應該盡快配合。

東邪西毒，身體如何排毒？

　　身邊的「東邪西毒」感覺越來越多，我們就束手無策嗎？其實不然，人體最大的解毒器官就是肝臟，我在上一本書《誰說疾病一定會遺傳？》中，針對肝臟解毒有詳細解說。簡單說，

肝臟解毒分為兩個階段來進行的，第一階段是由所謂的細胞色素 P450 超級酵素群（cytochrome P450）來處理，這個解毒系統會以氧化、還原、水解、水合、脫鹵等作用，將要解毒的廢棄物轉換成中間產物，然後再經過第二階段的「結合作用」，也就是利用穀胱甘肽（Glutathione）、硫化、醛醣酸化、甲基化、乙醯化、胺基酸結合等作用，將有毒的過渡中間產物結合，轉變成無毒的水溶性終端產物，然後進入腎臟，混在尿液中排除掉。所以俗話說「肝若好，人生是彩色的，肝若不好，人生就黑白了！」

但是腎臟如果不好，人生其實也精彩不起來。腎臟功能包括了調節水分及電解質、維持血液酸鹼恆定、排泄廢物及毒素、調節血壓、啟動造血功能、促進維生素 D 的活化等，如果腎功能損傷，以上所有機能全部受影響，身體毒素排不出去，長期下來也會增加身體整體功能衰退。

台灣洗腎盛行率與發生率高居世界第一，根據 2016 年國健署統計，國人因為「腎炎、腎病症候群及腎病變」死亡，已攀升至十大死因第 9 名，要保護腎臟，可以參考台灣腎臟醫學會給的建議，包括多喝水、不濫用止痛西藥、不經常憋尿、不暴

飲暴食、不吃過鹹食物、不濫服用傷腎中草藥、不過度喝飲料、不吃過於鬆軟的麵包以及不酒後喝濃茶等。

其中可能會「傷腎」的中草藥，包括關木通（含有馬兜鈴酸）、雷公藤、牽牛子、蒼耳子、罌粟殼、生草烏、使君子、青木香、廣防己等。鬆軟的麵包和糕點可能含有一種能增加麵筋強度及彈性的食品添加劑溴酸鉀，它是 2B 致癌物，會損害人的中樞神經、血液以及腎臟。

而茶含有茶鹼，利尿作用強，我們知道酒精是乙醇，會轉變成致癌物乙醛，然後變成乙酸排出體外，喝酒後立刻喝濃茶，會降低乙醛的轉換，直接排到腎臟，因此傷腎。

每日必做排毒大法

排毒，必須先減毒，包括戒菸限酒，然後利用自身已有的排毒系統來釋放毒素。

首先，每日要喝足 2000 cc 的白開水，多喝水促進排尿，可

以將身體的塑化劑以及含氮廢物排出，如果水喝不夠，要談排毒無異是緣木求魚。

千萬記住，喝飲料、咖啡、濃茶、湯品等不能取代白開水，如果有運動更要再加 500 到 1000 cc 的白開水。除了洗腎患者以及心臟衰竭患者必須限水以外，請記得多喝白開水。

接著每日要排便，宿便在腸道內越久，腸道菌相會失衡，容易造成腸漏，接著腸毒素就經肝門靜脈長驅而入，增加肝臟解毒負擔。有研究發現常便秘的患者其乳腺組織細胞異常率會增加，也就是發展成乳癌機率大增，有關促進腸道健康的方法讀者可以回顧上一章節（p.33 腸道：腸內是微生物競技場）。

再來是排汗，每日藉由運動，或是泡熱水澡、蒸汽浴等方式排汗，可以將部分重金屬毒或是塑化劑毒排出。

充足睡眠也很重要。我觀察到，經常晚睡、熬夜、輪大夜班的人容易有口臭、肝臟酵素異常現象。中國老祖宗的子時、丑時膽肝循環理論相當切實際，也就是晚上 11 點就應該入睡，以助肝臟自我修復，儲存隔日解毒系統的能量，這是非常重要

的排毒觀念。

此外，也要多吃蔬果。經常攝取以下食物，可以幫助肝臟解毒酵素系統運作加分：

- **十字花科蔬菜**：包括綠花椰菜、高麗菜、芥藍、蘿蔔、羽衣甘藍等，其中的異硫氰酸鹽以及吲哚植化素有助肝臟排毒。
- **大蒜及薑黃**：大蒜的含硫化合物、硒元素，以及薑黃中的薑黃素，可以激活肝臟的解毒酵素功能。
- **綠茶**：綠茶多酚和兒茶素也可以活化肝臟解毒系統。
- **柑橘類、芭樂、奇異果**：這類水果富含維生素 C，可以促進肝臟製造出更多負責代謝毒素、脂肪以及有害物質的酵素。
- **蘋果**：蘋果最好連皮吃，但注意必須將皮上的農藥及果蠟洗淨，蘋果的不可溶纖維以及果膠，可以提高腸道的排毒效能，減少肝臟解毒的負擔。

如果還有疑問，可以尋求功能醫學醫師的幫忙，透過解毒基因的分析、體內重金屬與塑化劑汙染的測量、身體代謝有機酸的檢驗等方式，有效地評估體內的毒，然後給予經口或經靜脈注射醫療等級的排毒處方來達到「無毒一身輕」的效果。

Chapter 3

荷爾蒙及神經傳導物質：
內分泌只有荷爾蒙嗎？

人體內分泌系統很複雜，複雜到有專門的內分泌新陳代謝專科來治療相關疾病。

你可以想到甲狀腺、腎上腺、卵巢、睪丸等，這些內分泌腺或是性腺都由一個總司令部來發號司令（位在下視丘），當總司令部下達指令，就會有訊息傳導到各個司令（位在腦下垂體），然後各個司令又會下達指令到各分部，也就是剛才提到的甲狀腺、腎上腺、卵巢、睪丸等各器官來執行內分泌生理功能。當然，這些器官分泌的內分泌素或是荷爾蒙又會回饋訊息給總司令部，這複雜的訊息路線完美地建構一個人生長、發育、代謝、反應以及繁殖的功能，如果這完美的訊息受到破壞、干擾、老化等因素，當然許多相關疾病於焉而生。

大家一定很熟悉腎上腺，當你面臨壓力時，總司令部下視丘就會分泌促皮質釋放荷爾蒙（CRH），然後傳到腦下垂體前葉，接著釋放促腎上腺皮質荷爾蒙（ACTH），這 ACTH 順著血流來到腎臟上方的腎上腺，腎上腺的外層，也就是皮質，會立即釋出可體松（cortisol），同時間，腎上腺的內層，也就是髓質，會釋出腎上腺素（epinephrine）及正腎上腺素（norepinephrine），這時候你的身體就會啟動戰鬥或是逃跑（fight or flight）的反應。

甲狀腺也是由下視丘釋出甲促素（TRH），然後刺激腦下垂體前葉放出甲狀腺素刺激激素（TSH），接著 TSH 順著血流來到甲狀腺，刺激它產生甲狀腺素（Thyroxin, T4），T4 釋放出後，會在全身重要器官再轉化成三碘甲狀腺素（T3），接著 T3 就會完美執行新陳代謝任務。

性腺也是很奇妙，女性的卵巢以及男性的睪丸，這兩個性腺所釋出的荷爾蒙，譜出了延續人類生命的交響樂章。卵巢分泌的雌激素與黃體酮（又稱助孕酮）掌控著女性的排卵以及受孕環境的鋪陳，其中雌激素又包括雌酮（E1）、雌二醇（E2）以及雌三醇（E3），其中的 E2 效力最強，但是 E2 如果過於強

大，也會使女生的身體失控，造成經前症候群、子宮內膜異位、乳房纖維囊腫，甚至是不孕的可能。而男性的睪固酮則是男人的活力泉源，睪固酮攸關男性的性慾、活力、事業心、體型以及情緒，所以男人如果睪固酮低下時，一樣會面臨男性更年期的問題，包括活力及勃起功能下降、憂鬱、肥胖、脂肪肝、糖尿病等。

我必須說，當你肥胖時，這些脂肪細胞會變成另類荷爾蒙製造場所，這些荷爾蒙是搞破壞的激素，不但會造成身體組織的發炎反應，還會造成細胞癌變的可能性。

脖子內隱藏的代謝計時器

小文是銀行業務，工作雖然壓力很大，不過她認為在這裡可以充分一展所長，她的積極為她帶來好業績、好收入。不過，一次跟客戶洽談時，莫名其妙的心悸嚇到她，從那次開始，焦慮、愛生氣的情緒居然悄悄上身，更誇張的是，過去怕冷的體質居然變成怕熱，體重下降、失眠也讓她白天無法正常工作。眼尖的同事發現她的脖子好像腫腫的，到醫院檢查後，確認是

甲狀腺功能亢進，治療稍穩定後，趕緊找我進行調理。

之前介紹的甲狀腺素 T4 以及三碘甲狀腺素 T3，精準的操控著全身新陳代謝的任務，因此我們可以說甲狀腺是隱藏在脖子內的計時器，過快或過慢對身體都不好，如果甲狀腺素功能太超過，就會發生類似小文甲狀腺功能亢進的症狀。但是當分泌不足時，就呈現甲狀腺功能低下，此時會有不同的症狀，包括全身無力、頭昏、倦怠、月經不順、便秘，水腫型肥胖、心跳減慢等。

懷疑甲狀腺功能異常時，可找醫生抽血檢測以下數值，有必要時，也可請醫生安排甲狀腺超音波，看看有沒有甲狀腺結節或是腫瘤：

+ 游離四碘甲狀腺素（free T4）：正常值為 0.8 ～ 1.5 ng/dl
+ 游離三碘甲狀腺素（free T3）：正常值為 2.4 ～ 4.3 pg/ml
+ 甲狀腺素刺激激素（TSH）：正常值為 0.4 ～ 4.0 μ IU/ml
+ 抗甲狀腺過氧化酶抗體（anti-TPO Ab）：又稱為抗微粒抗體，一般小於 34 IU/ml，如果過高，可能是橋本氏甲狀腺炎（Hashimoto thyroiditis），最終會造成甲狀腺功能低下。

✦ 抗甲狀腺球蛋白抗體（Anti-TG Ab, ATA）：正常值為小於 115 IU/ml，過高可能是自體免疫疾病格雷夫氏症（Graves disease），或是甲狀腺癌。

　　如果被診斷是甲狀腺功能亢進，除了吃藥以外，飲食原則應少量多餐，並且多吃高熱量、高蛋白飲食，以減低體重下降的情形。此外應儘量避免含碘食鹽、海菜、昆布、海帶、紫菜、海苔、海水魚、蝦、蟹等，因為這類含碘多的食物容易刺激甲狀腺，炒菜用鹽可選擇無碘鹽，其它刺激性的食物，如咖啡、茶、酒精等也應該避免。

　　目前也有研究論文顯示，維生素 D 的補充可以降低甲狀腺發炎程度，並且可以減少 TSH 的自體抗體，降低格雷夫氏症的嚴重程度。而微量元素硒的補充，對於甲狀腺疾病的改善也有幫助，研究發現，每日補充硒 200 微克，有自體免疫甲狀腺疾病的人，血液中抗氧化酵素穀胱甘肽過氧化酶會增加，3 個月後，疾病指標過氧化酶抗體下降 5%，6 個月後會再下降 20%（《內分泌調查期刊》*Journal of Endocrinological Investigation.* 2015）。

小文在我建議調理之下，加上放慢生活工作步調，半年後痊癒，不再靠藥物，恢復了甲狀腺功能，她終於發現除了賺錢，原來健康才是最大財富。

更年期，男女都逃不掉！

孫先生夫妻經人介紹來找我。孫太太年近 50 歲，因為臉潮紅、盜汗、心悸、失眠、陰道乾燥、焦慮等問題，已經被婦科醫師診斷更年期症候群，並建議使用荷爾蒙藥物。而 65 歲的孫先生也好不到哪去，自覺情緒低落、活力變差、體力衰退、經常出汗、身體經常痠痛等，無獨有偶，他也被泌尿科醫師判定男性更年期，建議他使用睪固酮補充療法。因為他們家族史都有癌症病史，因此對於荷爾蒙補充療法都充滿畏懼。

如果女性懷疑更年期的話，可以請醫師檢測以下荷爾蒙：

+ **雌激素**：也就是雌二醇（E2），一般會隨著月經週期變化、懷孕有所不同，原則上停經前是 40 pg/ml 以上，停經後會降到 30 pg/ml 以下。

- 濾泡刺激激素（FSH）：也是會隨著月經週期變化、懷孕有所不同，原則上正常值為 30 IU/L 以下，停經後會大於 40 IU/L 以上。

- 促黃體形成激素（LH）：正常值為 5 ～ 25 IU/L，停經後會大於 40 IU/L 以上。

- 抗穆勒氏荷爾蒙（Anti-Müllerian hormone AMH）：代表卵子庫存指標，年輕女性大約 2 ～ 4 μg/L，更年期時會降到 0。

男性的更年期，統稱「遲發性性腺功能低下症」，抽血檢測可以發現睪固酮濃度低於 315 ng/dl，不過，我建議男性朋友除了關心睪固酮以外，應該多注意攝護腺癌指標，也就是攝護腺特異抗原（PSA），如果 PSA> 4 ng/ml，就必須提高警覺，請泌尿科醫師檢查有無攝護腺腫瘤的可能。

其實不管婦科或是泌尿科，醫師都會建議更年期男女可以考慮荷爾蒙補充療法，不過到目前為止，荷爾蒙療法仍有部分致癌疑慮，使得許多人心生畏懼。功能醫學專家則會建議以營養素介入來緩解症狀。

食物方面，女性更年期要補充莓果類（含有少量白藜蘆

醇）、山藥（含有荷爾蒙前驅物去氫表雄固酮 DHEA）或是豆
類製品（富含大豆異黃酮，豆腐、豆漿、豆乾、豆包、毛豆、
黑豆等都可以）。而男性朋友可以補充些羊肉（富含肉鹼）、
大蒜、洋蔥、山藥、瓜類（富含瓜氨酸，促進一氧化氮合成）。

　　其中，大豆異黃酮（金雀異黃酮（ genistein ）以及黃豆甘原
（ Daidzein ）是其中的重要成分）調理更年期的機轉，是因為
其化學結構式與女性雌激素相似，所以才被稱作植物性雌激素
（ Phytoestrogen ）。

　　雌激素作用的接受器有分 α 及 β 二種，α 接受器大多分布
在子宮及乳房，β 接受器則是在中樞神經、血管、骨骼、膀胱
和皮膚，大豆異黃酮多與 β 雌激素接受器結合，所以比較無
雌激素導致乳癌和子宮內膜癌的疑慮。其作用平緩，而且不會
有如同女性荷爾蒙雌激素的副作用，又可以預防骨質疏鬆症，
更重要的是大豆異黃酮具有抗自由基的作用，可以減少細胞的
氧化傷害、降低血管中的脂質過氧化物。

　　如果女性更年期嚴重的話，每日可以攝取 20 ～ 80 毫克的大
豆異黃酮即可，有些補充劑高達 300 毫克，就太高了，提醒大

家注意。

除此以外，具有抗發炎的 γ-次亞麻油酸（Gamma-Linolenic Acid, GLA）也可以補充。大家熟知的月見草油以及琉璃苣油都含有 GLA，許多人認為它是荷爾蒙，其實並不是，GLA 在體內主要功能是合成抗發炎前列腺素 E1，能幫助降低血壓、血液膽固醇及預防血小板的不正常聚集，並調節免疫系統的 T 細胞，在人體組織發炎時，能減少發炎性前列腺素 E2 的分泌量。

其他如維生素 D、鈣鎂錠、維生素 E、輔酵素 Q10 等，都有助於改善更年期症狀。

孫先生夫婦在我的建議調理之下，搭配適度運動，最後也都克服更年期的困擾，孫先生還偶而出現晨起「升旗」的現象，讓他喜出望外。

憂鬱、躁鬱是腦細胞之間的傳令兵作怪？

你知道沒有電的感覺是什麼嗎？明明知道有太多的工作要

做，但是卻無能為力。

　　一位影視名人曾跟我抱怨她的無奈，她在醫學中心被診斷腎上腺皮質衰竭合併憂鬱，因此醫生要求她每天吃類固醇加上抗憂鬱劑，這也確實奏效，因為類固醇可以取代腎上腺皮質醇可體松，提高能量，但是隨之而來的副作用，包括肥胖、全身痤瘡、腸胃不適。

　　腎上腺皮質釋出的可體松是抗壓荷爾蒙，當長期壓力堆積，寅吃卯糧，終有一天可體松過低時，你就會有沒電、無力、失去抗壓的情形發生。補充類固醇只是一時手段，它不能斷根，你必須重啟腎上腺活力。

　　操控情緒還有一些重要物質，他們在腦細胞之間擔任傳令兵，我們稱之為「神經傳導物質」（neurotransmitter），包括血清素、γ-胺基丁酸（GABA）、多巴胺、正腎上腺素、乙醯膽鹼等，這些微小分子會在神經細胞間傳遞，啟動你各種欣快、正向、興奮、快樂、沮喪、焦躁、負面、憂鬱等情緒，真的很有意思。目前醫生可以開許多藥物來增加或是降低上述神經傳導物質，來治療情緒、認知功能等障礙，但是這些藥物如同槓

桿，影響此處，彼岸也會受到干擾，產生一些副作用。

另外，也有許多不明原因的症狀，看了不同醫生後，最後被診斷自律神經失調。自律神經分為交感神經以及副交感神經，交感神經旺盛會發生心跳加快、血壓上升、瞳孔放大、腸胃蠕動減緩、皮膚出汗增加、唾液減少、支氣管平滑肌放鬆、腎臟減少尿液產生、膀胱放鬆等；而副交感神經過強則會心跳減慢、血壓降低、瞳孔縮小、胃酸分泌增加、腸胃蠕動增加、支氣管平滑肌收縮、腎臟尿液產生增加、膀胱收縮等。如果自律神經失調則可能會發生易怒、情緒沮喪、疲倦、失眠、水腫、肥胖、小便失禁、過敏、自體免疫疾病、高血壓、胸悶、便秘、腹瀉、腸躁症、消化不良、腹絞痛、經期不順、經痛、精子活動降低、排尿不順等。自律神經失調，可以請醫生利用自律神經檢測儀 HRV 來判斷失衡是偏向交感還是副交感。

不管是腦神經傳導物質、腎上腺、自律神經等問題，要恢復身心功能首重舒壓，可以利用旅遊、爬山、樂器學習、舞蹈、繪畫、書法、藝術欣賞、插花、聽音樂、打球、冥想、瑜伽、氣功、平甩功、宗教活動等來協助自己放鬆，也可以練習緩慢腹式呼吸，配合冥想，長期自我修練，讓自律神經平衡，恢復

腎上腺功能。

而在食物方面，可以攝取全穀類（富含維生素 E、維生素 B 群、葉酸、菸鹼酸、纖維素）、雞蛋（含有完整胺基酸、卵磷脂、維生素 A）、小型深海魚（富含 omega-3 脂肪酸）、堅果類（富含 omega-3 脂肪酸、維生素 E、硒、硼）、莓果類（含有抗氧化花青素以及維生素 C）、香蕉（含有色胺酸以及維生素 B6），深綠色蔬菜（含有高量葉酸）、以及南瓜（含有高量 β 胡蘿蔔素以及鋅）等，這些營養素對於腸道健康、神經傳導物質合成、抗發炎、抗氧化都有幫助。

如果還有問題，可以尋求功能醫學醫師開給一些營養處方，包括益生菌（改善腸道菌相、影響腦部的神經傳腦物質）、魚油、鈣鎂錠、維生素 D3、維生素 B6、B12、葉酸、輔酵素 Q10（CoQ10）、褪黑激素等。而 5- 羥基色胺酸（5-HTP）和茶胺酸（theanine）也可以支持神經傳導物質 γ（GABA）、血清素與多巴胺的平衡，促進 α（alpha）腦波的形成。

Chapter 4

發炎：
星星發炎之火，可以全身燎原

發炎（inflammation），大家都聽過，也知道症狀是紅、腫、熱、痛，是身體對於外來物質的一種反應、打擊、清除的病理機制。沒有發炎，人就容易感染死亡。例如今天你的手不小心被刀劃傷了，流血之後，再來就是止血，然後大量的白血球靠近傷口，這些免疫大軍使盡全力來吞噬細菌，並用各種方法分泌出激素、抗體來打擊外來物質；幾天後，傷口開始出現一些膿液，那是戰敗的細菌、以及戰死沙場的白血球屍體所匯聚的黃綠色混合液體（膿），再幾天之後，傷口癒合了。這就是感染之後，身體利用發炎來清除異己最經典的例子。所以，發炎是好的。

發炎是一件好事，但是，如果「一直」發炎對身體好嗎？

一位 36 歲的工程師，是個盡職又充滿創意的軟體工程師，每天準時上班，但因為責任制，所以經常拖到七八點才下班。公司每年都安排健檢，報告上標示的肝功能指標 GPT 是紅字，發炎指標 CRP（C-reactive protein）也是紅字，其他正常，他曾找家醫科醫師討論，醫師建議他不要熬夜、飲食均衡。不過，因為醫師沒有提到太嚴重的字眼，所以他也就不以為意。之後 3 年的健檢也都是如此，那些紅字依舊提醒著他。4 年後，一次公司聚餐，他喝了一點酒，居然胸痛，趕緊掛急診，心臟左冠狀動脈阻塞超過 85%，醫師當場幫他放了一根血管支架，在住院期間，持續檢查還發現肝臟重度脂肪肝，而且有好幾顆膽結石，牙齒檢查發現有牙周病，這才驚覺他真的是全身發炎。對照之前的體檢，這慢性無聲的發炎已經超過 3 年以上，40 歲的他被母親帶來我這裡，還拿著我的書對照之前健檢報告書說：「我兒子太忽略慢性發炎了，才導致心臟、肝臟都不好，現在該怎麼辦？」

這位工程師的健康警訊，其實早已在健檢報告中呈現出來，但他並未積極注意這件事。2004 年 2 月號《時代》雜誌（TIME）封面稱「發炎」為「神祕殺手」（secret killer）。發炎，當然是好事，但是，持續的慢性小發炎如同星星之火，是

可以燒掉身體大好江山的。

如何知道身體發炎了？

發炎與許多疾病都有關，肝臟因為脂肪堆積，造成非酒精性脂肪肝炎，更甚者，會造成肝纖維化以及肝癌的發生；血管因為膽固醇堆積，造成白血球浸潤發炎，導致血栓形成，進而造成中風或是心肌梗塞；牙周病造成牙周囊袋發炎，進而引發全身心血管疾病；反復性咽喉扁桃腺感染發炎，會造成風濕性心臟病或是腎臟發炎；自體免疫疾病產生自體抗體，引發全身血管炎、心肌炎、腎臟炎、骨關節炎、眼內炎等，甚至死亡；病毒感染，造成黏膜組織以及內臟慢性發炎，導致鼻咽癌、子宮頸癌、肝癌；吸入懸浮微粒 PM 2.5，造成呼吸道及全身發炎，引起氣喘、肺腺癌、肝癌、不孕症。慢性發炎以及疾病的相關性太多了，不勝枚舉。

當然，發炎與否可以請專業醫師做以下發炎相關的檢驗：

◆ **白血球**：正常值 4,500 ～ 10,000 /ul，超過一萬表示可能有感

染、發炎或是腫瘤，如果是過低，可能是體質、免疫力下降、或接受化放療中。

+ **高敏感度 C 反應蛋白（hs-CRP）**：這蛋白激素由肝臟製造，是評估發炎的重要指標，當 hs-CRP < 1 mg/L 時算正常，介於 1 和 3 mg/L 之間表示有輕微發炎，當 hs-CRP > 3 mg/L 時，就代表身體有嚴重發炎現象了。許多健檢都有檢測這個項目，如同之前提到的工程師一樣，許多人都視而不見，相當可惜。

+ **紅血球沈澱速率（ESR）**：這也是評估發炎的指標，正常值 0 ~ 15 mm/h，大於 15 就表示發炎了。

+ **紅血球 omega-3 脂肪酸比例**：這項檢查一般是功能醫學醫師特別重視的指標，紅血球膜上的 omega-3 指標（index）如果過低，或是 omega-6/omega-3 的比值太高，都代表著發炎體質。

+ **第六型介白素（IL-6），α 腫瘤壞死因子（TNF-α）**：這也都是發炎激素，一般是學術研究時才會特別檢驗，一般說來，IL-6 正常值介於 0.373 ~ 0.463 ng/L，TNF-α 正常值介於 5 ~ 100 ng/L。

發炎，不能一直依賴止痛藥

台灣濫用止痛藥的情形真的是嚴重。一名阿伯因為經常頭痛、牙齦痛，自己找成藥吃，連感冒糖漿也拿來當作保養喝。一次因為上呼吸道感染來找我，了解病史後，我建議他止痛藥少吃，並幫他安排驗血，肝功能 GPT 是 80 U/L，腎功能肌酸酐是 1.5 mg/dl，當場警告他不要再拿藥物止痛，否則會洗腎。他笑一笑就走出診間。

3 年後他再來找我，一進診間嚇了我一跳，原來他已經洗腎半年，口腔還長了一個腫瘤，一看就是口腔癌，應該是他長年嚼食檳榔加上喝酒，造成口腔細胞慢性發炎，終於導致細胞癌變。而照他如此濫用止痛消炎藥物的情形，洗腎並不意外。

市面上比較容易買到的止痛藥以乙醯胺酚（acetaminophen）解熱鎮痛劑和非類固醇類消炎止痛藥（NSAIDs）為主，乙醯胺酚比較少有胃腸副作用，因此在藥局相當容易取得，不過如果每日攝取超過 4 克，容易傷肝。

而其他 NSAIDs 類的藥物則會傷害腎臟和胃腸黏膜。許多人

喜歡喝所謂的感冒糖漿，是因為裡頭含有可待因（codeine）中樞神經鎮咳藥，其實就是嗎啡類藥物，這類藥物過量會導致呼吸抑制。

類固醇號稱美國仙丹，這是因為幾乎任何疾病，剛開始使用時，幾乎可以立即達到抗發炎的效果，但是長期濫用或是未依照醫師指示使用，可能會導致許多副作用，包括胃潰瘍、水牛肩、水腫肥胖、皮膚痤瘡、高血壓、骨質疏鬆，甚至有可能導致 B 肝患者猛爆性肝炎。除非是特殊疾病，像是自體免疫疾病紅斑性狼瘡、類風濕性關節炎等情形，使用類固醇必須在醫師長期監控下來服用比較安全。

無論如何，當面臨重大發炎性疾病，消炎止痛藥是必要之惡。我記得一次在美國開醫學會，可能因為時差加上感冒，頭痛欲裂，那時立刻服用了乙醯胺酚兩顆，症狀立即緩解，重點是，我並不會依賴止痛藥，而且吃的劑量相當安全。但是如果是長期疼痛或是發炎，就必須找出問題所在，並將病因消除，而不是依賴止痛藥，放任肝腎功能一點一滴流失掉，那才真是因小失大。

如何滅掉慢性發炎的火？

如果要降低慢性發炎，先看看有沒有以下不良生活型態：

◆ **吸菸**：吸菸所產生的毒太多了！2011 年英國醫學會更警告車內吸煙的毒比起煙霧瀰漫的酒吧多了 23 倍，而旁人吸入二手菸或是三手菸所造成的發炎也不遑多讓。

◆ **酗酒**：一天一杯紅酒雖說是有益於心血管健康，但是肝臟解酒酵素乙醛去氫酶（ALDH2）如果發生變異，會造成喝酒臉紅，這是容易發炎致癌的，但是即使解酒基因沒問題，過度酗酒同樣會造成肝臟發炎，引起病變。

◆ **久坐**：我常說「久坐是慢性自殺」。澳洲昆士蘭大學研究發現久坐 1 小時，相當於抽了 2 根菸，等於減壽 22 分鐘。電腦族或是電視沙發族，包括醫生久坐看診也是一樣，久坐會造成肥胖，增加內臟脂肪，產生發炎激素。

◆ **熬夜**：長期熬夜會造成胃的飢餓素以及腎上腺素分泌增加，脂肪的瘦素、腦部血清素、褪黑激素、生長激素分泌降低，這些都會引起發炎反應。

◆ **發炎性食物**：含精製糖的飲料、可樂、蛋糕、甜點、糖果，以及精製碳水化合物包括白麵粉、白麵條、白土司、甚至是

白米飯等，因為會促進胰島素過度分泌，可以說是發炎的啟動因子。而高溫煙燻燒烤會使得肉類產生多環芳香烴（PAH）、異環胺（HCA）、丙烯醯酸（AA）、以及終端糖化產物（AGEs）等促進發炎的物質。

因此要打造抗發炎的體質，必須做到不抽菸、節制飲酒、適度運動、多喝水、不熬夜、舒解壓力、少吃精製糖及煙燻燒烤食物，多吃蔬果，請記得儘量每日都做到這些好習慣。其中各式蔬菜含有足夠纖維、以及五顏六色的植化素（phytochemicals），但高糖分水果以及果汁必須要總量管制，我曾經碰過一個案例，每天吃 6 種以上水果多年，反而造成冠狀動脈阻塞。

另外多吃好油，包括富含 omega-3 多元不飽和脂肪酸的中小型深海魚、亞麻仁籽、海藻、堅果。煮菜烹飪儘量用含有單元不飽和脂肪酸（如油酸）的橄欖油、苦茶油、酪梨油、或是玄米油等。還可以喝綠茶以及黑咖啡，此外抗發炎的辛香料可以不定時入料理，包括薑黃、薑、紅辣椒、大蒜、洋蔥、迷迭香等。

　　如果要更進階打造抗發炎體質，可以尋求功能醫學醫師協助，從檢測到補充一次到位，更能事半功倍。抗發炎功能性補充品如下：

◆ **脂肪酸**：魚油中的 EPA、DHA 是良好抗發炎油，目前也有專為素食者補充的海藻素魚油。而琉璃苣油或是月見草油含有的 γ - 次亞麻油酸（GLA）也是 omega-6 油中唯一抗發炎的脂肪酸。

◆ **特殊植化素**：包括薑黃、槲皮素以及啤酒花萃取物（RIAA），其中 RIAA 是選擇性激酶反應調節因子（Selective Kinase Response Modulators, SKRMs），可以從細胞內調控訊息。

◆ **維生素 D3**：研究發現維生素 D3 可透過細胞核內接受體降低發炎訊息 NF-κB 的表現，達到抗發炎效果。

Chapter 5
氧化壓力：
人體也會生鏽？

　　鐵生鏽想必大家都知道吧！生鏽是「氧化作用」，當一片完好的鐵被氧化之後，鐵原子就失去兩個電子形成氧化亞鐵（FeO），當氧化亞鐵再被氧化失去一個電子就形成氧化鐵（Fe2O3），經常看到的鐵銹就是混雜著氧化亞鐵以及氧化鐵的物質，鐵器如果氧化過多，生鏽嚴重，這鐵器可能就逐漸報廢。

　　人體會生鏽嗎？我曾被一位國小學童問過這個問題。其實人體也是會生鏽的，只是我們稱之為氧化壓力（oxidative stress），而談到氧化壓力，就必須介紹自由基（free radical）。如同鐵失去電子之後產生不穩定亞鐵及三價鐵離子，所有人體器官組織的分子，如果因為某些原因被剝奪了一些電子，這些

分子就成為相當不穩定的自由基，人體內常見的自由基包括氫氧自由基、超氧陰離子、二氧化氫等等。適當的自由基是白血球殺菌的武器之一，就某層面來說，自由基對於我們的免疫力還蠻重要的，但如果身體製造或是暴露過多的自由基，那就嚴重了。這些自由基又因為牽涉到氧或是氮原子，所以這些自由基又分為活性氧分子（ROS）以及活性氮分子（RNS）。

如何看到自由基呢？我最喜歡舉抽菸這個例子。癮君子吞雲吐霧快樂的模樣，在我看來是很可怕的，因為吸一口菸就吸入數十萬個自由基分子，這些自由基進入肺臟中，透過血液氣體交換，很快搶奪你全身細胞穩定分子的電子，結果就是你自己原本穩定的器官組織分子就變得不穩定，而且會變成自由基，繼續破壞身體細胞，這就像是連鎖反應，一口菸引爆全身的「微破壞」，套句時尚的醫療處置名詞「微創手術」，你吸菸就是替你身體進行「微創傷」處置，累積起來就變巨大創傷了。

如果要檢測身體的氧化壓力指標，也就是你的「生鏽指標」，功能醫學醫師可以抽血檢測細胞內脂質氧化壓力指標丙二醛（MDA），或是檢驗尿液中的 DNA 損傷指標 8- 羥基脫氧鳥苷（8-OHdG）。在我的臨床經驗中，吸菸、酗酒、熬夜、壓

力大、飲食不均衡、少蔬菜水果的生活模式，幾乎都會讓這些指標大幅增加。

氧化壓力造成身體功能壓力

氧化壓力會傷害身體，有證據嗎？我自己是睡眠專科醫師，專研睡眠呼吸中止症（OSA）多年，所謂睡眠呼吸中止症是指睡眠時上呼吸道阻塞，以至於血氧濃度下降，你可以想像，睡眠應該是全身細胞修復時期，而你的枕邊人卻正因為嚴重打呼，睡眠呼吸中止、臉色發黑，真怕他突然猝死。我發現 OSA 嚴重的人，睡眠效率不但差，缺氧次數以及程度也非常嚴重，而且檢測氧化壓力指標（MDA）相當高（《營養、健康與老化期刊》*The Journal of Nutrition, Health & Aging, 2013*），許多研究已證實，氧化壓力指標高，與心臟病、血管硬化、中風息息相關。

氧化壓力與癌症的起始（initiation）、促進（promotion）與發展（progression）也是環環相扣（《*Oncotarget*》, 2018）。太多研究已經證實由毒物、病毒、污染或是輻射產生的大量自由

基，會影響細胞染色體，造成細胞的突變，並影響細胞的自我修復，加上自由基產生的氧化壓力會影響白血球攻擊腫瘤的強度，最終造成細胞癌化成功，並突破重圍，招喚血管供給養分，以達到轉移全身器官的目的。

神經退化疾病在高齡時代來臨的今日特別被重視，沒有人希望老年的時候有失智現象，或是帕金森氏症等退化疾病。許多研究已證實，氧化壓力會造成神經元的損傷，誘導腦神經細胞內粒線體的老化，影響細胞間訊息傳導突觸的活性，因此很多研究在探討以神經修復因子來降低腦細胞的氧化壓力，以期待改善神經退化疾病的進程，甚至是修復（《分子神經生物學期刊》*Mol Neurobiol, 2018*）。

環境毒物的確是造成現代人高度氧化壓力的來源，大家熟悉的空污懸浮微粒 PM2.5、有機溶劑、環境荷爾蒙、農藥等，都會經由增加人體的氧化壓力、傷害自我修復機制、粒線體凋亡、基因損傷來達到破壞人體功能。其中 PM2.5 會改變基因的甲基化，以致基因的表現也改變，誘導細胞製造出更多發炎激素，引發氣喘、阻塞性肺病、甚至是肺癌。

因此，對抗自由基的抗氧化功夫就是你我恢復細胞功能的重要手段之一。

驚奇的抗氧化力 消除身體過多的自由基

既然造成氧化壓力的自由基過多，會損傷人體功能，我們就束手無策嗎？當然不是。消弭自由基的最佳良方就是自身的抗氧化系統，這些抗氧化酵素可以提供電子給這些不穩定分子以保護組織、延緩老化。細胞中的抗氧化酵素包括穀胱甘肽過氧化酶、超氧化物岐化酶以及觸酶，這些酵素系統在微量元素鋅、硒、錳、銅的協助下，會將身體的自由基還原成氧氣和水分子，以降低自由基帶來的破壞。可是這樣夠嗎？答案是不夠的。

每日應攝取足夠的蔬菜水果以維護健康，除了因為其中的纖維有利於腸道健康之外，最重要的就是這些蔬果可以提供許多抗氧化物質，包括維生素 C、E、各類胡蘿蔔素、維生素 A、葉黃素、玉米黃質、隱黃質，以及近來大量被發現的植化素，包括花青素、白藜蘆醇、槲皮素、薑黃素、啤酒花萃取物、綠

原酸、兒茶素、植物多酚等。這些從食物攝取的抗氧化物質相當重要，它們可以彌補自身抗氧化酵素系統的不足，就好像一個國家自己有兵工廠可以製造武器以消滅壞份子，但是也必須靠其他國家供給強大武器來協助安內攘外是一樣的道理。

輔酵素 Q10（CoQ10）也是一種重要的抗氧化酵素，我在本書當中一再提到的細胞胞器粒線體，它是細胞能量發電廠，人體有電沒電就看它的表現了，輔酵素 Q10 主要功能是在粒線體的內膜電子傳遞鏈上協助電子的運送，以產生能量貨幣 ATP，因此輔酵素 Q10 是身體細胞產生能量的重要輔酵素。輔酵素 Q10 本身也是強力抗氧化劑，可以幫助其它抗氧化劑如維生素 C、維生素 E 的還原，提高體內全面的抗氧化值。我自己的研究發現，氣喘患者長期使用吸入性類固醇會逐漸影響細胞能量發電廠粒線體的功能，補充輔酵素 Q10 可以降低氣喘患者粒線體的損傷。

有關疾病補充抗氧化劑的相關論文相當多，例如維生素 C 調整免疫系統、維生素 E 降低脂肪肝的氧化壓力、輔酵素 Q10 改善心臟及肝臟的功能、白藜蘆醇在抗老化基因的活化、薑黃素在關節韌帶氧化壓力的緩解、槲皮素在癌細胞形成的自由基抑

制、啤酒花萃取物在疼痛及新陳代謝症的調理等，都看得出來抗氧化功夫足夠的話，確實可以消除身體過多的自由基。因此，每日就讓驚奇的抗氧化力保護你吧！

如何打造適當抗氧化力？

要增加抗氧化力，首重降低氧化壓力自由基的負擔，以下幾點請多注意：

- ✦ **避開菸害**：燃燒的香菸會產生大量的自由基，吸二手菸也是一樣的。
- ✦ **空氣污染的防範**：外出注意空氣品質偵測 app 的 PM2.5 預報，如果有污染，儘量戴口罩，更不要傻呼呼的強迫自己在空污環境下慢跑，因為那是慢性自殺。
- ✦ **注意輻射污染源**：輻射會造成強大自由基反應，包括搭飛機碰到的高空宇宙射線、過度的醫療放射診斷、高壓電塔、電磁波、過度陽光曝曬等。
- ✦ **降低重金屬污染機率**：來源包括大型海魚、來路不明的中草藥、醫療填充物、水源等，其中所含的汞、鎘、鉛、砷、

鎳、鋁等，都會對身體產生大量自由基。

✦ **避免高糖食物**：經常過度攝取精製糖的飲品或是點心，會削弱粒線體功能，增加氧化壓力。

當然，站在食療角度，如果可以從食物當中攝取足夠抗氧化物質那是最好的。每日儘量攝取五顏六色蔬果，紅橙黃綠藍靛紫的各式蔬果擁有包括 β- 胡蘿蔔素、維生素 A、茄紅素、葉黃素、維生素 C、各類花青素等。維生素 A 比較特別，雖然 β- 胡蘿蔔素可以轉換到維生素 A，但是許多人轉換酵素不足，所以還是必須從其他動物性食物補足，像是動物肝臟、蛋黃、牛奶等，不過動物肝臟我不推薦，因為可能會吃到肝臟內的重金屬或是其他毒素。而維生素 E 可以從各式堅果或是種籽類（例如葵瓜子、芝麻）等當中攝取。而輔酵素 Q10 的來源有鯖魚、沙丁魚、鮪魚、牛肉、雞肉、花生、核桃、腰果、黃豆油、橄欖油、菠菜、花椰菜、豆類等。

以功能醫學醫師的角度來看，你可以一段時間，例如一年找相關醫師做一次檢測，這樣可以更精準的了解自身的抗氧化力狀態。記得有一位工程師，長期口臭、倦怠、失眠、全身容易痠痛，看遍各大醫院醫師，開的藥物不外乎是抗憂鬱劑、消炎

止痛藥，結果我幫他檢測之後發現他體內氧化壓力指標 MDA
以及 8-OHdG 相當高，血液中的維生素 A、E、輔酵素 Q10、
C、D 等維生素通通不及格，這已經不是「隱性饑餓」可以形
容了，因為是飲食以及生活型態失衡才會造成他的自由基過
多，在經過飲食指導以及適當補充抗氧化補充劑三個月後，他
這些症狀都一掃而空，身體功能恢復到相當良好的狀態。

Chapter 6
免疫：
隨時準備戰鬥的免疫大軍

　　你一定聽過白血球，也知道白血球與免疫息息相關。白血球分為顆粒球（包括嗜中性、嗜酸性及嗜鹼性球）、非顆粒球（包括 B 細胞、T 細胞、自然殺手細胞及單核球細胞）、以及組織內白血球（包括巨噬細胞、樹突細胞、肥大細胞等），光聽到這些名詞，你可能就頭昏了，無論如何，這些駐紮在身體各處的軍警維護著身體的安全，只要有任何感染、腫瘤細胞、外來細胞、甚至是異物，他們就會發揮所長，攻擊目標，將敵人摧毀。

　　舉例來說，巨噬細胞具有吞噬功能，只要是它不熟悉的病菌，就會想辦法吞噬、分解，並將這些病菌的特殊蛋白標誌（稱之為抗原）傳送給其他的免疫細胞，例如B細胞及T細胞，

B 細胞會產生抗體，T 細胞會協助免疫大軍辨認這些壞份子並且分泌細胞激素，這些分工合作的結果造就身體強大的防護網路，因此免疫和諧太重要了。

　　白血球數目一般來說落在 4,500 ～ 10,000/ul，如果增加可能代表著細菌性感染、燒傷、組織損傷、甚至是俗稱血癌的白血病；如果減少則可能是病毒或原蟲感染、再生不良性貧血、脾腫大、化療或某些藥物治療副作用。大多數健檢，一定會做白血球分析，當然，總數應該在合理範圍內，而各種不同白血球佔比也應該合理，醫師會分析白血球指數來判斷你全身的免疫狀況。

　　我經常呼籲大家要控制吃糖的慾望，主要是精製糖吃太多會降低白血球的吞噬能力，2014 年刊登在《美國臨床營養學期刊》（*American Journal of Clinical Nutrition* and *Dental Survey*）的一篇文章提到攝取 100 克的精製碳水化合物，例如果糖、葡萄糖、蔗糖、柳橙汁，會在 30 分鐘內開始抑制白血球的吞噬及消滅有害微生物的能力達 50%，而且這種免疫抑制作用會持續 5 個小時以上。所以為了愛惜免疫系統大軍，請務必節制精製糖的攝取。

過敏，不是只靠吃藥就能根治

我自己是家庭醫學科及耳鼻喉專科醫師，治療過敏疾病是專科醫師訓練養成過程中相當重要的一環。面對過敏，醫師可以使用的基本款藥物就是抗組織胺以及類固醇，不管是吃的、注射的、吸入的、塗抹的各式藥物都會派上用場，但是看到許多慢性過敏患者每三個月來拿抗敏藥物的慢性處方箋時，有時會有無力感，難道我們醫師就沒有其他方法了嗎？

2007 年我在研究所時以氣喘患者為研究對象，使用營養素介入三個月後，居然這些氣喘患者的發炎指標以及氧化壓力獲得改善，連肺功能以及用藥頻率也獲得大幅改善，從此大開我行醫的另一扇大門，也就是功能營養醫學的調理疾病模式。

面對各類過敏疾病，我提供一個 ATM 法則，那就是：

● A（Avoidance）：就是避免，仔細找出過敏原並避免之，一定可以有效降低過敏發作頻率以及強度。

● T（Treatment）：治療，這也就是醫師使用藥物來抑制過敏的方式，但是西藥無法斷根，加上會產生一些副作用，所以

許多患者對於西藥沒有信心。

●M（Modification）：調理或是接受功能營養醫學的輔助調理，藉由健康的生活模式、飲食調理、營養素介入、運動處方、壓力舒緩以及健康睡眠的建立，都可以為過敏患者創造出一條康莊大道。

其中有關避免（Avoidance），就是患者必須知道自己的過敏原為何，經驗法則或是切身之痛當然是過敏一族不會忘記的，例如有人一吃到蝦子就蕁麻疹發作，當然就知道蝦子絕對碰不得。不過，藉由抽血找出過敏原，我個人認為頗有價值。我統計過去幫三千多例鼻過敏患者檢測過敏原的結果發現，過敏原比例由高到低依序為：塵蟎、灰塵、花粉、狗毛、貓毛、蟑螂、黴菌、牛奶、蛋白、蝦子、花生、小麥等。檢測過敏原，必須抽血檢測總 IgE（total IgE）的量，以及各種過敏原專一性抗體 IgE；而慢性過敏原可以檢測血液中 IgG 或是 IgG4 抗體，如果反覆接觸某些食物就會造成血清中 IgG 抗體或是 IgG4 抗體上升的現象。當然，腸漏症也會造成一些食物分子竄入血液中，刺激免疫反應。其實只要是有免疫相關疾病，應該都可以檢測食物急慢性過敏原來協助打一場免疫勝仗，唯一注意事項是抽血檢驗前應該停用類固醇藥物兩週以上，以避免抽血不準

確的情形發生。

自己人居然窩裡反，打自己人！

目前全世界包括台灣，自體免疫疾病增加已經是一種隱憂。簡單說，自體免疫也就是自己人打自己人，免疫細胞原本應該是去攻擊外來物，結果因為某些狀況，反而產生自體抗體，攻擊自己的組織，常見的自體免疫疾病有紅斑性狼瘡、類風濕性關節炎、僵直性脊椎炎、乾癬、修格蘭氏症候群（乾燥症，Sjögren's syndrome）、硬皮病、皮肌炎、血管炎等。

2012 年《自體免疫期刊》（*Journal of Auto-immunity*）指出，全世界工業化國家有 5 ～ 10% 民眾受到自體免疫疾病的威脅。

台灣也不例外，依據健保署統計，近 10 年來台灣罹患自體免疫疾病的人數年年持續增加，以好發於中年女性的類風濕性關節炎來說，健保申報人數從 2006 至 2015 年成長近 57％，年輕女性的紅斑性狼瘡則在 10 年內增加近 49％。你真的沒看錯，我的營養醫學諮詢門診自體免疫疾病患者佔約 10%，這真的事

情大條！

　　我常比喻免疫像是蹺蹺板，往左偏斜就會產生過敏疾病，往右偏斜就是自體免疫疾病，因此免疫功能平衡、不卑不亢，才有美好人生。

　　一位患有乾燥症的女士來我門診的時候，拿出了 5 包藥，包括類固醇、免疫調節劑、免疫抑制劑、胃腸藥、抗憂鬱劑，她說吃藥吃了 5 年，有的時候真想一了百了，跳樓算了。她話鋒一轉問我，自體免疫疾病是不是比較容易得到癌症？這是事實，例如類風濕性關節炎以及原發性乾燥症，得到血液系統的癌症（特別是非何杰金氏淋巴瘤）的機率比一般人高，而紅斑性狼瘡患者比同年齡、同性別的族群大約多了 30％得到何杰金氏或非何杰金氏淋巴瘤、肺癌以及乳癌的機率。真正機制目前不明，尤其是許多人擔心為了治療自體免疫疾病吃了抑制免疫系統的藥，免疫力降低之後，身體的防癌網路就產生了破損，是不是更會增加罹癌的機率？

淋巴瘤

淋巴瘤（Lymphoma）是起源於淋巴組織的惡性腫瘤，主要可分為何杰金氏淋巴瘤（Hodgkin's lymphoma，簡稱 HL）、及非何杰金氏淋巴瘤（non-Hodgkin's lymphoma）兩種類型。淋巴瘤在全世界的發生率有越來越高的趨勢，台灣也不例外，台灣有 90% 以上為非何杰金氏淋巴瘤，在美國則有 40% 以上為何杰金氏淋巴瘤。

　　站在預防醫學的角度，我們必須謹慎看待自體免疫疾病患者增加的背後原因。唐娜・傑克森・中澤（Donna Jackson Nakazawa）在其著作《自體免疫戰爭》（*The Autoimmune Epidemic*）中，不但表達了對於目前醫學治療自體免疫疾病的失望，也探討了環境毒素、塑化劑、重金屬或是其他毒物應該才是造成自體免疫疾病風暴的原因。雙酚 A（BPA）是大家耳熟能詳的超級毒物，2016 年的一篇研究發現雙酚 A 與自體免疫甲狀腺疾病的發生呈現相關性，BPA 越高者，其自體抗體甲狀腺過氧化酶抗體（Thyroid peroxidase antibody, TPO Ab）以及抗甲狀腺球蛋白抗體（Anti-thymocyteglobulin antibody, ATG）也就越高（《環境研究與公共衛生國際期刊》*Int J Environ Res Public Health*）。

　　我自己的個案研究也發現多數自體免疫疾病的患者，都有不同程度的環境荷爾蒙污染。另外，腸漏症也跟自體免疫疾病的增加有關，目前發現自體免疫疾病患者的內臟會有腸內細菌的蹤跡，在在表示，這類患者可能因為腸漏，導致病原菌、毒素或是過敏食物分子進入體內，搞亂免疫系統。所以自體免疫疾病一如過敏疾病，應該要修補腸漏症，並檢驗過敏食物源加以避免，才能釜底抽薪。

如何平衡免疫蹺蹺板？

　　調理免疫系統，西醫強調先壓制為上，抗組織胺、類固醇、非類固醇消炎止痛藥、免疫調節劑、甚至免疫抑制劑都被大量使用，當然目前還有所謂的生物製劑，針對發炎細胞的分子標靶來進行阻斷。其實這類藥物也是有副作用，麻煩的是這一些藥物在進行抑制疾病的同時，也在進行著破壞腸道之實。另外，有些所謂免疫調節食品，尤其是高劑量多醣體的使用也必須小心，因為這類加強免疫的保健品有可能使得自體免疫之火更旺，建議應在有經驗的醫師指示下才使用。

　　功能醫學強調的是如何讓身體的各系統恢復其應有機能，因此調理免疫相關疾病必須從人體最大免疫器官，也就是「腸道」來著手。腸道的滲漏是萬病的起源，所以面對過敏、自體免疫疾病都應從腸道滲漏的修復起手。我建議以下幾點給免疫疾病患者參考：

1. 多喝水，一天至少 2000 cc 以上的「白開水」。

2. 不吃加工食品。

3. 過甜、過鹹食物應避免。

4. 多吃蔬果，但過甜水果應節制，果汁已去掉纖維，宜少喝。

5. 詳細填寫飲食日記表，並注意有發炎症狀前吃了些什麼食物，並避免之。

6. 使用好油，烹飪以 omega-9 多的苦茶油、橄欖油、芥花油、酪梨油或是玄米油為主，料理食材以中低溫火侯為主。

7. 魚類攝取以中小型海魚為主。

8. 不抽菸，罹患自體免疫疾病時連酒精、咖啡、濃茶都應暫時避免。

9. 每日輕到中度運動 20 到 30 分鐘。

10. 如無皮膚病變，每日曬些太陽，以增加皮膚合成維生素 D。

11. 營造優質睡眠環境，絕不超過晚間 11 點睡覺。

12. 儘量減少塑膠製品的使用。

13. 不要事事斤斤計較，太過計較反而讓身心無法放鬆，導致免疫疾病不容易控制。

14. 尋找適合自己的舒壓方式，聽聽您認可的「心靈導師」，放鬆舒壓。

當然，你也可以請功能醫學醫師協助調理，一般來說，醫師會建議以下幾點：

1. 檢測急性以及慢性過敏原，並確實遵從食物輪替原則，切記，不要因為過度避免敏感食物而造成營養不良。

2. 檢測身體是否有環境荷爾蒙污染或是重金屬的累積，因為這些毒物都會導致免疫失衡。

3. 檢測與免疫系統相關的營養素，包括各種維生素、微量元素、脂肪酸濃度，以避免因為「營養隱性饑餓」導致的免疫失衡。

4. 檢驗自律神經，以確定是否有交感神經或是副交感神經失衡的情形，因為矯正自律神經失調可以改善免疫失衡。

5. 補充腸漏症以及調理免疫相關營養素，包括益生菌、魚油、麩醯胺酸、維生素 A、B 群、C、D、E、硒、鋅、鈣、鎂、

琉璃苣油等。調理方式以及劑量多少，必須依照醫師指示使用。

Chapter 7
肌能：
久坐傷身又傷心

久坐等於慢性自殺，一點都不為過。流行病學專家佩特（Patel AV）在 2018 年的一篇針對 21 萬多名美國居民長達 21 年的研究發現，每日久坐超過 6 小時比少於 3 小時的人，會增加冠心病、中風、癌症、糖尿病、腎病、自殺、慢性阻塞肺病、肺炎，肝臟疾病、帕金森氏症、阿茲海默症、以及肌肉骨骼疾病機率以及總死亡率（《美國流行病學期刊》 *Am J Epidemiol, 2018*）。久坐會造成腰椎壓力增加、骨盆腔血液滯留、腦內傳導物質遲滯、骨質密度、以及肌肉量迅速流失。所以我常說，能站就不坐，因為站著的時候，每分鐘心跳會增加十多下，每分鐘能多消耗 0.7 大卡，一小時能多消耗 42 大卡，何樂而不為！

　　骨質疏鬆以及肌少症是台灣目前必須積極改善的健康問題。骨質疏鬆會造成骨折，導致臥床及後續併發症；而肌少症的人，免疫力下降，身形瘦小，並且增加行動障礙及失能機率。

　　骨質疏鬆與停經、荷爾蒙降低、運動不足、日照不足、礦物質鈣以及維生素 D 攝取過少、腎臟疾病、甲狀腺或副甲狀腺疾病等有關。

　　而肌少症可能是因為老化、荷爾蒙減少、蛋白質攝取降低、營養素失衡以及活動力下降造成，尤其是老人家，如果臥床 10 天，肌肉會減少 1 公斤，真的不誇張。

　　骨質密度檢測必須到醫院檢查，而肌少症可以檢測肌肉質量、肌肉強度以及行走速度，如果走路平均每秒小於 0.8 公尺，或是毛巾擰不乾，就可能有肌少症。

　　不過，我還要提一個與肌肉骨骼有關的重要構造，叫做筋膜（fascia）。筋膜指的是包覆在肌肉外頭的一層膜，主要是由膠原蛋白組織重疊而成的。做解剖的時候都可以看到強韌的筋膜包覆著肌肉，也確保內臟、血管、神經、淋巴等構造的穩定，

因此也有人稱之為「第二骨骼」。筋膜就像是一層固體潤滑液，能夠讓我們做任何動作都能維持順暢，如果筋膜沾黏，肌肉的功能必受影響，最有名的就是肩關節沾黏，大家熟知的五十肩或是肩夾擠症候群，都是肩關節韌帶、筋膜、滑液囊等結構的沾黏或是不順暢所造成。

在重視養生的今日，千萬不要因為久坐少動，造成肌肉、骨骼、筋膜的萎縮以及退化，因為想要有好的生活品質以及身體功能，就一定要有規律的活動。

何種運動最好？

何種運動較好？這是許多朋友經常問我的問題。其實有動總比不動好，但我要強調一個觀念，那就是持續性，並且善用我創的「ATM」法則，任何運動如果曇花一現，都是無效的：

● A：attainable，也就是可達成的，以方便又有效率的模式來達到運動目的，例如快走、慢跑、彼拉提斯、甩手功、騎飛輪、舉啞鈴、伏地挺身、核心肌群訓練、仰臥起坐、瑜伽、

有氧舞蹈、跳繩、太極拳、八段錦、氣功、毛巾操等。

- T：timing，也就是定時，儘量每日選定一個時間來運動，例如早晨 6 點半去操場慢跑，或是晚飯後騎飛輪，或是每週 3 次去健身房練彼拉提斯。以習慣理論來說，大約 21 天就會養成運動習慣了。

- M：measurable，可計量的，自己可以做一個簡單表格，以日為單位，包括血壓、心跳、體重、腰圍、運動時間等，這些運動生理資訊可以讓你有參考依據。

運動前一定要暖身，時間 5 ～ 10 分鐘，尤其天冷時，一定要達到 10 分鐘的暖身才不會運動傷害。我有一個朋友去打籃球，暖身不到 1 分鐘，馬上鬥牛，結果才上場 5 分鐘就扭傷腳踝，換來兩週行動不便，後來每次跑步腳踝就痠軟無力，當然就找藉口不運動，才 1 年就胖了 5 公斤，真的是得不償失。

暖身分成靜態暖身及動態暖身。靜態暖身，包括四肢軀幹、關節伸展，將肌肉、筋膜以及韌帶舒展開來；動態暖身，則包括原地小跑步、原地跳躍等，此時會增加核心肌群的血流量、心跳速率、呼吸次數，喚醒神經活性。

最簡單又最有效率的運動就是健走，只要是每日健走 30 分鐘，就可以達到基礎心肺功能要求，當然速度不能太慢，最好能達到應有的心跳速率。所謂應有的每分鐘心跳速率是「220 －年齡」，然後乘以 60%，例如 50 歲時，運動適宜心跳約維持在（220 － 50）x 0.6 = 102，如果心跳速率過快、持續太久，對於心臟血管的氧化壓力是相當大的，這種情形持續太久，反而會傷害到心血管的健康。

除了健走簡易可行以外，做家事也是一兼二顧的養身好方法。藉由勤做家事，不但可以將家中打掃乾淨，也可以將內心的垃圾一併掃除，不管是掃地、拖地、清洗門窗、清洗浴室廚房、外出倒垃圾、洗碗、洗衣等，做家事過程中流汗會加速新陳代謝，有益身心。

日本名醫南雲吉則也提倡做家事、快走來養身。我觀察自己的父親，每日勤做家事加上下午快走約一小時，90 高齡的他沒有任何慢性疾病，可以提供給大家參考。

運動營養有訣竅

運動很重要，運動前後的營養補充也很重要。一位李媽媽罹患乳癌後，吃得很清淡，肉幾乎都不碰，又因為懼怕豆漿中的大豆異黃酮，因此豆類吃得少。她遵從醫師建議每日快走，但過輕的體重非但沒增加，連肌少症也沒有改善，因此疲倦感越來越嚴重。分析完她的營養攝取狀況，我發現 40 公斤的她，一天蛋白質攝取大約只有 20 多克，少得簡直是開玩笑，因為以她的年齡與體型，應該每日吃 40 克蛋白質。

如果想增加肌肉量，必須要有足夠的蛋白質、適量的碳水化合物、礦物質以及維生素，在維護整體肌肉、骨骼、軟骨、韌帶、筋膜健康的同時，必須注意以下的營養攝取：

1. **蛋白質**：原則上以白肉為優，如果是素食朋友，豆類、穀類要均衡攝取。建構肌肉一定要有足夠蛋白質，可以適量含有支鏈胺基酸的蛋白質粉來作為運動後補充品，如果從方便性來看，無糖高纖豆漿、水煮蛋、一片鮭魚、一塊雞胸肉為優。

2. **碳水化合物**：好的碳水化合物可以驅動胰島素微幅增加，促

進胺基酸進入肌肉細胞內增加肌肉合成量。原則以低甜度的水果或是五穀來補充，例如香蕉、奇異果、地瓜、燕麥穀片、海苔飯糰等。注意，精製糖會抵銷運動帶來的好處，所以千萬不要運動完喝含糖飲料。

3. **維生素**：維生素 D 可以促進鈣質的吸收、骨骼密度增加，維生素 C 可以促進一型以及二型膠原蛋白的合成，維持筋膜以及關節、韌帶的健康，維生素 B 群可以幫助肌肉合成時的生化反應。

4. **礦物質**：包括鈣、鎂、磷、鋅、鐵、錳等，對於肌肉收縮的強度、代謝的促進都有助益。

這位李媽媽在我的「道德勸說」下，開始補充一些魚肉、豆漿、豆腐等蛋白質，也建議每日運動除了走路以外，增加騎飛輪這個項目，運動完後 30 分內補充約 12 到 20 克的優質蛋白質粉加上一根香蕉或是一顆奇異果，我也每 4 到 6 個月幫她檢測血液中的各項維生素濃度，並定時補充天然魚油、維生素 D、綜合維生素、鈣鎂錠等補充品，一年後看報告，肌肉量增加了，她自覺體力以及疲倦感都大幅改善，整體生活品質相當良好，連憂鬱的問題也不藥而癒。

關於蛋白質粉的補充，特別提醒，許多在健身房做重訓、想增肌的年輕朋友會補充過量的蛋白質粉，一位體重 90 公斤 28 歲的男生來找我，因為最近一次健檢突然發現他的腎功能指標肌酸酐上升，還有蛋白尿，我分析完之後發現，他為了快速增加肌肉量，在每次訓練完後會補充 80 ～ 100 克蛋白質粉，一天下來，加上其他食物，總蛋白質攝取量往往超過 200 克。這簡直是慢性腎臟自殺。以他的條件，每日最多應攝取 135 克的蛋白質（以每日每公斤 1.5 克蛋白質來計算）。

在嚴格限制蛋白質總量、鼓勵多喝水、多蔬果、限鹽後，他的腎功能在兩個月後恢復正常，他也直呼不敢再跟腎臟開玩笑了。

運動與營養對於肌肉骨骼功能維持相當重要，但是「過猶不及」的原則一定要掌握住。

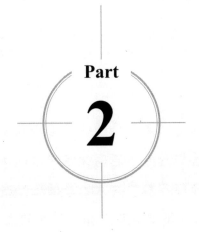

Part

2

營養，
重建功能的關鍵

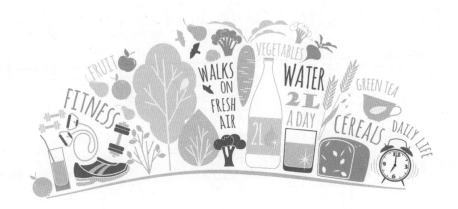

　　接下來這個章節是功能醫學的營養醫學領域。醫食同源，有
了良好的飲食營養觀念，才能為身體健康的功能扎根。我會以
深入淺出的方式介紹各類營養素，並闡述一些常見的營養醫學
觀念，如果能確實了解並實踐，相信醫生的生意會少了大半。

Chapter 1

蛋白質：
最新的顯學

何謂胺基酸？

對於不是學營養或是醫學出身的朋友，可能分不清楚蛋白質和胺基酸，此外我自己私下調查，還有人認為蛋白質是組成胺基酸的物質，這是錯誤的。真正的答案剛好相反，其實蛋白質是由不同的胺基酸組成的。

我舉個例子，如果您要蓋一間房子，需要許多的建材，這些建材包括鋼筋、水泥、木材、電線、水管、門、窗等，而這些建材就像是各種胺基酸，蓋好的房子則是所謂的蛋白質。試想，如果建材少了水泥，這房子一定蓋不起來，或是這房子少

了水電，恐怕也很難住人。因此要能夠合成完整的蛋白質，就必須要有完全的胺基酸來幫忙。

那麼蛋白質都是一樣的嗎？也不是，你看周遭房子，有大樓、平房、公寓、別墅、超高大樓、茅草屋等，所以各種不同的胺基酸會合成不同的蛋白質。

胺基酸共有 20 種，其中身體無法製造而必須靠食物來補充的叫做必需胺基酸（Essential Amino Acids），成人有 9 種，兒童有 10 種，另外有幾項胺基酸稱做半必需胺基酸（或稱條件性胺基酸），也就是原本是非必需胺基酸，但是在特殊情形下，當身體需要量增加時，就必須依賴食物來源補充，以利身體功能運行順暢，例如麩醯胺酸（代謝成 DNA 的嘌呤及嘧啶）、精胺酸（促進一氧化氮形成）、半胱胺酸（會轉變成牛磺酸）、酪胺酸（幫助形成甲狀腺素）都是條件性胺基酸。

蛋白質優質與否是以所謂「蛋白質生物價」高低來看，含有人體所需必需胺基酸的均衡性越高的蛋白質，其生物價值越高，此時我們就稱之為「完全蛋白質」。

胺基酸相當重要，針對必需胺基酸我簡單介紹如下：

1. **色胺酸（tryptophan）**：色胺酸與維生素 B6、菸鹼酸、鎂，會一起在大腦合成快樂的傳導物質血清素，也就是 5- 羥色胺。血清素又會經過酵素反應轉換成褪黑激素，有助於睡眠品質以及抗氧化，所以色胺酸真的很重要。

2. **甲硫胺酸（methionine）**：是唯一含硫的必需胺基酸，因此參與蛋白質的合成，並提供甲基來調整基因 DNA 的表現、促進腦部所需營養素膽鹼的合成，也可以幫助肝臟解毒。

3. **酥胺酸（threonine）**：酥胺酸是協助蛋白質為人體吸收利用不可缺少的胺基酸，也是人體膠原蛋白和牙齒琺瑯質的重要成分，有助於降低脂肪肝的形成以及減少癲癇患者的發作次數。

4. **離胺酸（lysine）**：可促進膠原蛋白形成，協助抗體、激素以及酵素的製造，缺乏此胺基酸容易感冒、頭暈、貧血或掉頭髮。

5. **苯丙胺酸（phenylalanine）**：苯丙胺酸在體內會轉變為正腎上腺素（norepinephrine）和多巴胺（dopamine），這兩者都是屬於刺激性的神經傳導物質，因此可讓人的靈敏度以及警覺性都提升，使人心情上揚，能幫助降低關節疼痛，以及改

善帕金森氏症。

6. **纈胺酸（valine）**：是一種支鏈胺基酸（branched chain amino acid, BCAA），對於肝衰竭的治療以及傷口癒合相當重要，還有助於促進肌肉的新陳代謝、改善肌肉協調功能、促進腦力以及安定情緒。

7. **白胺酸（leucine）**：白胺酸也是支鏈胺基酸，對於肌肉合成以及能量代謝相當重要，是人體許多重要生化成分的原料，能降低血糖濃度。

8. **異白胺酸（isoleucine）**：異白胺酸也是支鏈胺基酸，不但對於肌肉合成有助益，也能調節血糖與能量，另外對於骨骼以及皮膚的修護也有幫助。

9. **組胺酸（histidine）**：組胺酸是合成組織胺的重要原料，對兒童尤其重要。

酵素也是蛋白質嗎？

40 歲張小姐因為長期便秘找我調整體質的時候，拿出她在國外買的「酵素」，說吃了排便超好，其他牌子的酵素都辦不到，問我這種酵素吃多了有沒有問題。

　　25 歲的蔡小姐則是聽說一種酵素食品吃了可以減重，買來吃了一個月，體重真的有減輕 2 公斤，可是腹瀉嚴重加上全身無力讓她不敢再嘗試。

　　另一位 50 歲的陳女士，則是因為胰臟動過手術，膽囊也拿掉了，從此消化相當差，變得消瘦，在服用我開給她的酵素之後，消化不良的情況改善了，體重也增加。

　　以上是我經常碰到的病例，我為何要在這章節提出？因為酵素（enzyme）就是一種蛋白質。蛋白質太重要了，在這我先簡單介紹蛋白質的生理功能：

1. **蛋白質是組成細胞內及細胞間構造的重要物質**：包括了肌肉的收縮，皮膚、骨骼、牙齒、毛髮、關節中的膠原蛋白，以及肺臟、動脈中的彈性蛋白等。
2. **蛋白質可以調節生化及生理功能**：這些功能包括催化各種生化反應的「酵素」，免疫細胞產生對抗感染的抗體，調節生理反應荷爾蒙的胰島素、甲狀腺素、副甲狀腺素，運送功能的脂蛋白、血紅素，維持血液組織滲透壓的白蛋白，提供負電荷以維持電解質平衡，維持血液酸鹼平衡等。另外清除身

體自由基也需要酵素，例如穀胱甘肽過氧化酶、超氧化物岐化酶、過氧化氫酶等。

3. **蛋白質也可以提供能量：**它是以生醣、生酮方式提供身體所需的熱量。

酵素又稱酶，功能是輔助催化全身所有生化生理代謝，另外還有輔酶，也就是輔助酵素的酶，人身體內總共有將近 7 千種酵素，如果沒有酵素，人體必將死亡。

我們吃飯的時候，就需要酵素來幫助分解食物，我稱這類酵素為「食物的剪刀」。例如蛋白質需要蛋白酶來分解，分解澱粉需要澱粉酶，分解脂肪需要脂解酶，每一種酶都只能執行一種工作，例如蛋白酶只能分解蛋白質，無法分解澱粉以及脂肪，這叫做專一性。所以前述陳女士的例子，因為開過胰臟、膽囊手術，腸道內勢必就減少了這類食物分解酵素，所以我開給她包含澱粉酶、脂解酶、蛋白酶的酵素服用，就可以幫助她消化食物，並且增加營養素的吸收，所以過輕的體重就可以增加。

因為酵素這名詞如此好用，所以就被一些生意人動了腦筋，

宣稱「酵素可以幫助排便」，或是「酵素可以幫助減重」，其實這都是錯誤的。許多酵素產品有增加纖維，當然可以增加糞便體積，有助排便，不過如果酵素添加具有瀉肚子成分的「番瀉葉」，當然必會軟便，導致你覺得這酵素可以幫助減重及排便，這就是誤導。番瀉葉含番瀉葉苷，是藥物處方，長期使用會導致腹瀉、營養吸收不良、脫水、電解質不平衡、腸阻塞等後遺症。如果你看到成分有「臘腸樹果實番瀉萃」字樣，這也是番瀉葉。所以上述的張小姐、蔡小姐，就是被廠商誤導了。

看到這裡也必須提醒，身體內維持生化代謝合成的酵素幾乎無法靠食物補充，因為如果補充這種酵素，在胃及小腸中就會被分解成胺基酸，吸收進入人體內合成哪些蛋白質就很難說。

蛋白質攝取不夠，當心免疫力低下！

一位 70 歲退休的女大學教授鄭老師經常找我看診，氣質非常好的鄭老師偏瘦，一年大概會因為七八次感冒問題來找我報到，有一次她併發嚴重胸部帶狀疱疹，痛得死去活來，我就特別提醒她要注意營養。

在一次問診分析中，我發現她的蛋白質攝取太少，50 公斤的她每天吃三餐，早上會吃一顆雞蛋加上黑咖啡，中餐及晚餐都只吃一些蔬菜，米飯是吃白米飯，偶而吃點豆腐或是豆類，一天攝取蛋白質的量不到 30 克，這麼少的蛋白質攝取當然會造成肌少症、免疫力下降、併發感冒，也容易誘發帶狀疱疹的發作。

前面有提過蛋白質的作用，其中一項就是形成足夠的免疫力，免疫力與白血球的數目、活力、抗體形成、抗原辨認都有關，巨噬細胞以及自然殺手細胞的攻擊火力都需要足夠的胺基酸，所以如果身體攝取的蛋白質不夠的話，白血球就無法發揮殲滅敵軍的功能。像鄭老師深怕肉類帶來的毒素，因此吃得太清淡，可是從植物性來源的蛋白質攝取又過低，當然跟她反覆感冒及帶狀疱疹的發作有關。還有，以鄭老師的飲食型態，連跟免疫力有關的營養素，包括硒、鋅、維生素 D、omega-3 脂肪酸等都攝取不夠。

蛋白質攝取，大致來說有以下幾個重點：

1. 新生兒，每日每公斤體重應攝取 2 到 2.4 公克，6 ～ 12 個月

時降到 1.5 公克，一歲以後再降到 1.1 公克，成人 0.8 ～ 1.0 公克，孕婦則必須增加到 1.3 公克。簡單來說，一般成人體重幾公斤，每日就應該攝取幾公克的蛋白質。

2. 如以總熱量佔比來說，蛋白質攝取量應該佔每日總熱量 12 ～ 15% 為宜。

3. 訓練期的運動選手蛋白質需要的量更大。

4. 特殊情形蛋白質攝取應該增加，例如手術前後、發燒、感染、燒燙傷、肝炎、臥床、癌症惡質病等。

5. 注意蛋白質品質，善用蛋白質互補原則，例如素食者豆類及穀類都應該攝取，因為豆類缺乏甲硫胺酸，穀類缺乏離胺酸，這兩類都是限制胺基酸。

目前人類常用的飲食中，只有雞蛋為完全胺基酸，其他如牛奶缺乏甲硫胺酸及半胱胺酸，魚肉缺乏色胺酸，牛肉及雞肉缺乏纈胺酸，豬肉缺乏甲硫胺酸及半胱胺酸，所以有人為了膽固醇過高而完全不碰雞蛋是很可惜的。

鄭老師在我的勸說下增加蛋白質攝取量後，感冒次數減少到一年大約一次，而且體力明顯變好。

動物性蛋白質好？還是植物性蛋白質好？

我記得 10 年前一位科技公司 35 歲年輕的工程師，因為罹患大腸癌第三期，手術後又併發肝臟轉移，心灰意冷地來到我門診討論營養療法。因為他是典型的肉食主義者，無肉不歡的他在罹患大腸癌後開始吃素，他告訴我說，罹患大腸癌應該跟他喜歡吃肉有關，尤其是牛排、牛肉麵都是他的最愛，此外他也喜歡吃培根、香腸等加工肉品，我想這些都跟他的大腸癌脫不了關係。

我先強調，當總蛋白質量攝取不足時，可能就不要太強調動物性蛋白質或是植物性蛋白質了，因為當你的攝取量不足，身體許多功能是維持不下去的。但如果總蛋白質攝取量無虞，就值得探討動物性蛋白質及植物性蛋白質的分別了。

大家對於動物性蛋白質最大的疑慮是來自 2015 年世界衛生組織將加工肉品，像是培根、香腸、臘肉、熱狗、火腿等列為一級致癌物，而未加工的紅肉，例如牛肉、豬肉、羊肉、馬肉等被列為二 A 級可能致癌物，所謂的一級致癌物是證據確定對人體顯著致癌，而二 A 級是對動物確定具有致癌性，但對人類

很可能有致癌性。

一些流行病學調查認為紅肉與大腸直腸癌、攝護腺癌、胰臟癌、胃癌、甚至是乳癌有關。紅肉之所以跟腫瘤有關，可能是因為裡頭的血紅素（heme）、亞硝胺（nitrosamine）、多環芳香烴（polycystic aromatic hydrocarbons, PAHs）或是異環胺（heterocyclic amines, HCAs）等，其中血紅素的鐵因為會產生較高的自由基反應，可能跟細胞的癌變有關；另外，紅肉過量油脂會刺激消化脂肪的膽酸分泌，而膽酸會被腸道壞菌轉變成致癌的次級膽酸，這也是紅肉可能致癌的機制之一。

姑且不論這些流行病學調查的準確性如何，我認為能少吃就少吃，最起碼，加工肉品能不碰就不碰，而紅肉總量不要超過每星期 500 克，平均下來每天不要吃超過一個手掌大小的量。吃肉的朋友記得每日一定要吃 5 到 7 份蔬菜，因為蔬菜包含了可溶性及非可溶性纖維，這些纖維的好處是可以增加糞便體積，促進腸內容物快速移動，降低紅肉裡頭致癌物質與大腸黏膜接觸時間，還可增加腸內良好菌相，幫助代謝致癌物質。

癌友在接受化放療時，醫師及營養師會建議吃紅肉補血、補

體力，尤其是牛肉，因為裡頭的蛋白質、鐵、鋅、鎂、維生素B6、B12、飽和脂肪高，可是流行病學又告訴我們少吃紅肉。到底該麼辦？我會建議這些癌友優先補充雞蛋及白肉，也就是去皮雞肉、中小型深海魚、蝦肉等，加上足量的豆類、穀類植物蛋白，如果此時血紅素以及白血球仍然維持的不錯，那當然就不必吃紅肉了。除非化療結束後，血紅素降到 10 以下或是白血球降到三千以下，那再吃一些紅肉來補充也是可以的，這時候的紅肉就算是必要之惡吧！

腎不好時，如何吃蛋白質？

一位 56 歲的田先生，年輕時因為經常感染以及運動傷害，所以在無知的情況下長期以止痛消炎藥、中藥、抗生素來控制上述症狀，直到 40 歲時，公司體檢告訴他腎功能指標肌酸酐是 2.0 mg/dl（正常值應小於 1.3 mg/dl），腎絲球過濾率 eGFR 大約 35%（正常值大於 90%），空腹血糖 130 mg/dl（正常值小於 100），他看不懂數字請教醫師，結果醫師說他已經得到慢性腎病第三期、快要到第四期了，而且已經有糖尿病，再不注意就要洗腎了。嚇得他趕緊找資料，配合醫師的建議治療。

　　後來他嚴格限制蛋白質飲食，控制血糖，不亂吃成藥，多年來肌酸酐一直維持在 1.7 mg/dl 到 1.8 mg/dl 左右，腎絲球過濾率大約在 40 ～ 50% 左右，空腹血糖也在 100 mg/dl 出頭，算是穩定了。不過他來找我調理身體的時候說，像他這類患者蛋白質最難拿捏了，也擔心吃雞蛋會不會增加腎臟負擔。

　　談到護腎，首先要做到的就是不亂服用來路不明補品以及藥物，抽菸的人一定要戒菸。

　　糖尿病、高血壓、高膽固醇都會使得血管硬化狹窄，影響腎臟的血流量，導致腎臟細胞萎縮、凋亡、纖維化，進而導致慢性腎功能不全，如果不控制三高而妄想吃仙丹妙藥讓腎功能起死回春，是不可能的。

　　因此要保護腎，一定要好好控制三高。而肥胖是容易產生三高的體質，三高又會造成腎臟疾病，所以一定要以飲食控制加上持之以恆的運動來減重，這樣也可以顧腎。

　　我之所以要強調飲食加上運動，就是因為許多人迷信吃藥減重，殊不知吃藥一定傷腎，不但減重無法持之以恆，又會讓腎

臟二次傷害，得不償失。

對於沒有糖尿病的腎病患者，首重低鹽、低飽和脂肪酸、高纖維、高熱量的飲食原則，第三到第五期腎病患者（eGFR 小於60%），蛋白質攝取量應該在每日每公斤 0.8 克以下，蛋白質來源以植物蛋白質為優。

糖尿病合併腎病時，蛋白質又應該如何拿捏？美國糖尿病醫學會針對糖尿病患者蛋白質攝取量建議「16%、10%、18%」法則，也就是糖尿病沒有腎病變時，蛋白質攝取量維持總熱量的 16%，一旦有腎病變時，蛋白質就需降到 10%，但是到了需要洗腎時，蛋白質反而需增加到 18% 以彌補洗腎時流失的蛋白質。可以參考下表來對照攝取的蛋白質量：

糖尿病、糖尿病合併腎病變、洗腎者的蛋白質攝取			
蛋白質 佔總熱量比	50 公斤 可吃份數	60 公斤 可吃份數	70 公斤 可吃份數
僅糖尿病	16%	6	7.5	9
糖尿病合併腎病變	10%	4	5	6
洗腎者	18%	8	9	10

　　一份蛋白質量大約是多少？一份蛋白質約 7 公克，相當於一顆雞蛋、兩根手指長寬厚的肉類、一杯豆漿、一杯牛奶、一塊田字板豆腐、兩匙肉絲、兩碗稀飯、或是 7 分滿的飯。確切的量，可以和營養師討論。

　　不過我再次強調，請儘量攝取魚肉或是植物性蛋白質，因為紅肉的飽和油脂偏高，對腎病變患者不利，而魚肉富含omega-3 脂肪酸，對於腎臟是相當好的油脂來源。所以我跟田先生分析完之後，他就很清楚，只要總份數控制得宜，一天一顆雞蛋絕對沒問題。

為何要少吃大型魚？

　　提到蛋白質補充，就必須提到魚，尤其是深海魚，不但可以補充到優質蛋白質，更可以補充到好油 omega-3 脂肪酸，幫助抗發炎。所以每次輔導患者有關蛋白質的補充時，我一定推薦深海魚，但是，現在我會再補說：「不要吃大型魚。」原因無他，因為大型魚重金屬污染的問題相當嚴重。

4 年前，一位 60 多歲事業有成的董事長，因為手會不自主抖動找我看診。他已經看過某醫學中心的神經內科醫師，判定罹患帕金森氏症，而且已經在服用藥物。

我幫他分析體內毒物時發現，他頭髮中的汞含量相當高，另外砷的濃度也不低。他看到報告後很訝異，因為他非常重視養生，從不亂吃中草藥，而且牙齒也保養得很好，沒有任何銀粉填補的痕跡，唯有一件事，就是愛吃生魚片，尤其是鮪魚、旗魚等大型魚，他超愛，除了好吃以外，也因為聽說魚油的 DHA 可以維持腦部的健康。到此，大家都應該知道他重金屬過高的原因了。

2017 年衛福部食藥署特別公告，提醒台灣民眾少吃大型魚，尤其是鮪魚、旗魚、油魚以及鯊魚，因為大魚吃小魚，小魚吃蝦米，這些大型魚處於海洋生態鏈頂端，所以累積了相當高的重金屬，尤其是甲基汞，這是一種神經毒，如果慢性累積，對健康殺傷力相當大，患者可能會有感覺神經異常，像是手指麻木、嗅覺喪失、視神經功能異常、憂鬱、步態不穩、手抖、記憶力喪失、空間感失衡、頭暈，甚至高劑量甲基汞也與急性心肌梗塞有關。

除了神經系統以外，重金屬也會沈積在腎臟、心血管、胰臟、骨骼或者是內分泌腺等器官，對人體產生潛在的傷害。砷是早期台灣烏腳病的元兇，也會造成許多其他中毒症狀，甚至和糖尿病、肺癌、肝癌、皮膚癌、膀胱癌都相關。鉛中毒會降低兒童的智能及造成貧血。鎘中毒會造成骨骼嚴重疼痛，俗稱「痛痛病」。其他也有研究顯示，老年失智症患者腦部的海馬迴區域有鋁過高的現象，而注意力不集中過動兒，也有鋁過高的報導。

弘光科技大學陳伯中、郭志宏教授、以及我的研究也發現，氣喘患者血清中的鋁濃度比一般人高出兩倍之多，我們也將此成果發表在 2013 年的《美國環境毒物學期刊》（*Environmental Toxicology and Pharmacology*），引起廣泛討論。另外，香菸、菸草中可能含有很高的鎳。

該如何分辨大型魚？基本上橫切面大於手掌大小的就算是大型魚，鮭魚橫切大約是手掌撐開大小，屬於中型魚。鯖魚、秋刀、沙丁、四破、赤鯮等都算小型魚，不容易有重金屬累積。而魩仔魚屬於魚苗，為了維持永續魚源，建議大家儘量不要吃這類小魚苗。

　　如果真的偶而吃到大型魚，多少算是安全劑量？如果以魚肉
含有甲基汞最高濃度來推算，大約是 1 ppm，所以 50 公斤的人
每週吃超過 65 克，差不多兩片生魚片，就有機會累積中毒，
當然如果都吃中小型魚肉的話，相信體內重金屬累積的量就少
多了。

Chapter 2

脂肪：
一定不好嗎？

脂肪就是膽固醇嗎？

　　一位出家師父茹素 20 多年，近年來因為經常頭暈，到醫院檢查，結果發現膽固醇過高，總膽固醇是 280 mg/dl，低密度脂蛋白 LDL 是 190 mg/dl，醫師當場告訴他如果不吃藥的話，就會增加中風以及心臟病的機率。當醫師在說明病情的時候，師父直覺認為吃素應該不會造成膽固醇過高，因此他認為醫院檢查的數值有誤，所以他不願意吃降膽固醇藥物。

　　因為頭暈症狀時好時壞，3 個月後，他的一位信徒帶他來我的門診。師父跟我說，膽固醇高應該跟吃肉有關，可是他茹素

已經那麼多年，如果他的膽固醇過高，很怕信徒會認為他有偷吃肉。為了表示「清白」，現在他吃的食物一律用清蒸，如此少油，膽固醇就更不可能增加了。結果我幫他重新檢驗之後卻發現，總膽固醇來到 298 mg/dl，低密度膽固醇 LDL 上升到 200 mg/dl，這回師父臉都綠了！

膽固醇是脂肪嗎？不吃肉，膽固醇就不會升高嗎？這都是錯誤的觀念。其實不吃油比吃錯油更糟糕，而吃好油比吃壞油更重要。

油脂的功能相當多，除了每公克可以產生 9 大卡熱量，幫助人體儲存能量，還可以對身體重要內臟器官提供隔絕、保護以及防震的作用，並協助脂溶性維生素 A、D、E、K 的吸收及運送，也提供包括亞麻油酸以及 omega-3 必需脂肪酸，脂肪還可以增加食物的質感以及特殊風味，也提供飽足感。

脂肪是由脂肪酸所構成，但是脂質中有些特殊的脂質衍生物，分別為磷脂質（phospholipid）、膽固醇（cholesterol）。磷脂質是血液中脂蛋白的成分，可以幫助脂肪的運送，也是細胞膜上的主要成分，並且作為水與油脂互溶的乳化劑。而膽固醇

也非常重要，在母乳以及腦部組織中含量高，也是細胞膜的成分。膽固醇可以合成膽鹽，幫助脂肪消化，也會形成維生素D、腎上腺皮質素以及男女荷爾蒙，膽固醇事實上是人體不可或缺的重要脂質衍生物，所以身體肝臟也會幫忙合成膽固醇有助於身體功能的運行。

膽固醇除了從動物性脂肪、雞蛋等可以攝取得到，人體肝臟也有合成膽固醇的能力，自體合成膽固醇的量與食物攝取多寡和本身基因有關，所以許多吃素的人，就像這位師父一樣，雖然從未攝取動物性脂肪，可能自己的肝臟合成膽固醇過強，所以血液中膽固醇就偏高了。

重點來了，人體血液中有一種特殊的脂肪運送工具，稱為脂蛋白（lipoprotein），其中大家熟悉的有所謂好的高密度脂蛋白（high density lipoprotein, HDL），有人稱作好的膽固醇，以及不好的低密度脂蛋白（low density lipoprotein, LDL），有人稱作壞的膽固醇。我經常建議朋友抽血不要只檢驗總膽固醇，應該要注意 HDL 以及 LDL。LDL 會攜帶膽固醇到周圍組織，造成周邊血管硬化以及血管狹窄，使得「有彈性的血管」變成「硬化的水管」，導致組織容易缺氧以及老化。而 HDL 就像是

血液清道夫，會將周遭血管的膽固醇帶回肝臟處理。其實 LDL
還分為小顆粒以及大顆粒的 LDL，其中小顆粒 LDL 與胰島素
阻抗有關，而且與動脈硬化關係更密切。一般醫師開的降膽固
醇藥物史達汀（statin）可以有效降低總膽固醇，卻無法有效降
低這類小顆粒有害的 LDL，還會消耗肝臟中輔酵素 Q10 的合
成，造成虛弱以及潛在腎臟損傷風險。

你的健康被烹飪的油控制著！

　　每次在營養功能醫學門診的時候，經常被患者問到，煮菜用
什麼油比較適當？這讓我想到一對姐妹花案例。50 歲的妹妹因
為肥胖及糖尿病來找我諮詢營養調理，大她 3 歲的姊姊陪她來
看診，也順便調理，可是姊姊並不肥胖、也沒有糖尿病，當時
我就很好奇，幫這兩位熟齡姐妹花檢驗了肥胖以及糖尿病基
因，結果並無差異。她們都吃素，最大的差別是姊姊都是在家
自己煮，用的油以橄欖油、玄米油或是苦茶油為主，妹妹三餐
幾乎外食。據姊姊描述，妹妹吃的素食相當油膩，素炸物也是
常見的配菜，我想這兩位姐妹花身體狀況差那麼多，答案呼之
欲出。

在解釋烹飪油之前，我要先介紹「脂肪酸」。脂肪是由脂肪酸構成的，可是脂肪酸依照化學結構式來分的話，就差非常多，基本上脂肪酸分類如下：

1. **飽和脂肪酸**（saturated fatty acid, SFA）：這種脂肪酸結構式上都是單鍵，對於溫度變化相對穩定，不容易變質，以豬油、牛油、椰子油、棕櫚油含量較高。要特別注意的是攝取過多飽和脂肪，是會增加總膽固醇以及 LDL 的。

2. **不飽和脂肪酸**：結構式上出現雙鍵，依照雙鍵數目又分為單元及多元不飽和脂肪酸，雙鍵越多的油相對比較不穩定，容易被活性氧以及自由基所破壞，進而產生脂肪酸酸敗反應。不飽和脂肪酸又細分為：

   ✦ **單元不飽和脂肪酸**（mono-unsaturated fatty acid, MUFA）：也就是只有一個雙鍵，這類油品也是可以幫助降低 LDL，大家熟知的地中海型飲食使用的油品以橄欖油居多，研究也發現橄欖油含有較高的單元不飽和脂肪酸以及多酚，具有保護心血管的作用。台灣人常用的苦茶油、玄米油、芥花油以及酪梨油也含有高量單元不飽和脂肪酸。

   ✦ **多元不飽和脂肪酸**（poly-unsaturated fatty acid, PUFA）：這類脂肪酸結構式上有兩個或是兩個以上的雙鍵，雙鍵越

多，相對油就越不穩定。

omega-3、omega-6 以及 omega-9，又是什麼呢？這的確有些複雜，對於不是學醫學或是營養的人要理解可能很困難，不過我還是簡單介紹一下。Omega 後面接的數字是指從脂肪酸分子中距離羧基最遠的甲基端（又稱為 ω 端）的碳原子計算，如果雙鍵出現在第三個碳原子與第四個碳原子之間，就稱為 omega-3 脂肪酸（也稱為 ω－3 脂肪酸或是 n－3 脂肪酸）；如果雙鍵出現在第六個碳原子與第七個碳原子之間，就稱為 omega-6 脂肪酸；如果雙鍵出現在第九個碳原子與第十個碳原子之間，就稱為 omega-9 脂肪酸。基本上之前介紹的含有一個雙鍵的單元不飽和脂肪酸就是 omega-9 脂肪酸，而含有多個雙鍵的多元不飽和脂肪酸就包括了 omega-3 及 omega-6 了。

Omega-3 的脂肪酸對人體有益，植物中的亞麻仁籽、核果、紫蘇等所含有的次亞麻油酸（alpha-linolenic acid, ALA）以及深海魚、蝦、海藻魚中的 EPA（二十碳五烯酸）及 DHA（二十二碳六烯酸）都算是。其他大多數的植物油品的脂肪酸多以 Omega-6 為主，像是大豆沙拉油、葡萄籽油、葵花油、玉米油、花生油、棉籽油等，而過多的 omega-6 脂肪酸與發炎有關。

看到這裡，想想這對姐妹的飲食型態，就可以看出，姊姊幾乎自己料理，用的是含有單元不飽和脂肪酸比較多的油品，自然抗發炎；妹妹大多是外食，外食的油品幾乎都是 omega-6 的油品，的確會增加妹妹的身體發炎反應。

椰子油好？還是橄欖油好？

我印象很深刻，多年前一位女生陪她母親來看診，其實媽媽也沒有什麼大問題，只有一些記憶力衰退、膝蓋關節炎、血脂偏高的困擾。第一次看診時，總膽固醇是 205 mg/dl、低密度脂蛋白 LDL 是 140 mg/dl、三酸甘油酯 170 mg/dl，我開給她一些營養功能醫學處方。3 個月後回診，調理得還不錯，總膽固醇降到 190 mg/dl、LDL 130 mg/dl。再過 6 個月回來，總膽固醇竟然上升到 230 mg/dl、LDL 來到 150 mg/dl。這時候，媽媽問說，我都照你這樣調理了，怎麼越調越差？當時只覺得顏面掛不住。她女兒突然問我，這跟她母親最近 3 個月改用椰子油烹調食物有沒有關係？因為電視上都說喝椰子油可以降低失智風險、增加記憶力，所以她母親就在電視購物台買了好多罐椰子油，從此每天三餐都用椰子油料理食物。

椰子油是富含飽和脂肪的植物油，但是有些學者認為椰子油可以改善腦部認知功能、預防失智症，是因為椰子油富含中鏈脂肪酸（medium-chain fatty acid, MCFA），容易被吸收，在肝臟中轉變成酮體，然後再進入腦細胞中提供能量。

雖然部分研究顯示攝取椰子油可以增加高密度脂蛋白 HDL，但是 2016 年紐西蘭學者艾瑞絲（Eyres L）等人發表了一篇針對 28 篇論文的統合分析研究，發現長期使用椰子油，反而會增加總膽固醇以及 LDL。

其實針對高膽固醇的患者，美國發布的「2015 ～ 2020 飲食指南」白皮書就強調，高膽固醇患者飲食應少吃糖、鹽、飽和脂肪及反式脂肪，並多吃蔬菜、水果及全穀，可以喝適量的咖啡，重要是取消對膽固醇的限量建議，而是限制「飽和脂肪」的攝取不應超過每日總熱量的 10%，豬油、牛油、椰子油就是屬於飽和脂肪酸多的油，其中牛油飽和度約 52%、豬油約 42%；而你知道嗎？椰子油飽和度約 90%，真的很高！不過，因為椰子油含有的飽和脂肪以 12 個碳的中鏈脂肪酸月桂酸較多（中鏈脂肪酸是指碳骨架數目在 8 到 12 個），這就是大家一直強調的椰子油的好處，但是不要忘記，椰子油也含有長鏈脂

肪酸的肉豆蔻酸（碳骨架數目在 14 或是 14 個以上），這長鏈飽和脂肪酸就有可能增加總膽固醇以及 LDL。

因此我認為椰子油對於身體代謝還是要看體質、以及攝取劑量和頻率，所以飽和度如此高的椰子油（90%）真的可以降低失智風險嗎？可能還需要更長時間的研究追蹤來確定。我建議，千萬不要以為椰子油是萬靈丹油，聰明的用油法則是輪替，最好是多使用橄欖油、苦茶油這類的單元不飽和脂肪酸高的油，可能獲得的健康效益更大。還有，不要忘記每三個月抽血檢測膽固醇數值，因為每個人基因不同，因此對於食物成分的分解及代謝差異頗大。

反式脂肪，反噬健康

19 歲的女生，應該有如綻放的花朵、青春無敵，可是小妍就不是這樣了。肥胖的她，滿臉痘瘡，在學校健檢時發現肝指數過高，再進一步腹部超音波檢查發現她已經有中度脂肪肝，醫生建議要運動減重。

她媽媽帶她來找我看診。我發現小妍是油脂控，只要是又油又甜的飲食，她都喜歡，包括酥餅、炸雞塊、蛋糕、甜甜圈等。我在幫她做一滴活血檢測時，發現血液當中充斥著許多氧化油脂，再進一步抽血檢測紅血球上的脂肪酸比例發現，她是我在營養醫學門診多年來，看到反式脂肪最高的患者，而且omega-6 與 omega-3 的比例相當高，代表小妍身體已經嚴重發炎、硬化了。這一切都是吃錯油的結果。

反式脂肪怎麼來？最早是由一名德國化學家威漢諾門發明的食用油魔術，並於 1902 年取得專利，然後 1911 年食用油公司Crisco 首次運用在食品工業上，將原本屬於順式的脂肪酸經過氫化的過程轉變成所謂反式脂肪酸，藉由改變脂肪酸的結構式，來達到讓油脂保存期限長、耐高溫、不易變質等特性，這是食品工業上的一大革命，因為反式脂肪料理的食物相對酥香，也造就了許多美食、甜點、糕餅的誕生。

後來慢慢有研究發現，反式脂肪會造成人體相當大的危害，甚至某些疾病的產生也和它有關：

1. **血脂代謝異常**：研究顯示反式脂肪酸會增加總膽固醇，也會

增加低密度脂蛋白 LDL，同時降低好的高密度脂蛋白 HDL，部分患者的三酸甘油酯也會上升，這結果就是會造成動脈硬化狹窄，當然中風、心臟病機率也大增。

2. **癌症機率增加**：尤其是乳癌、大腸直腸癌、攝護腺癌等。

3. **過敏**：有些研究顯示反式脂肪可能藉由某些免疫機轉，改變 T 細胞分化，讓身體免疫系統容易走向第二型 T 細胞路徑，因而增加氣喘以及其他的過敏疾病的機率，例如異位性皮膚炎等。

4. **反式脂肪與新陳代謝症候群、二型糖尿病、脂肪肝、肥胖症等有關。**

反式脂肪既然危害如此之大，所以早在 2003 年，丹麥就首先立法禁止在食物中使用反式脂肪。同年美國食品藥物管理局也規定，商店內所有的食物都必須標明反式脂肪的含量。而紐約市政府在 2006 年 10 月，也為了反式脂肪對於人體的危害召開公聽會，並且訂定法律禁止使用反式脂肪。

台灣從 2008 年起，當時的衛生署食品衛生處就公告，市售包裝食品營養標示，必須於脂肪項目下多標示飽和脂肪以及反式脂肪，當時我還為此投書報紙，讚許政府這項舉動。

　　2018 年 7 月起，食藥署終於正式實施反式脂肪標示新制，只要每百公克食品中，反式脂肪超過 0.3 公克，就必須明確標示；若反式脂肪含量 0.3 公克以下，或食品總脂肪不超過 1 公克，反式脂肪則可標示為零。不過，因為小於 0.3 公克標示為 0，可能還是會讓消費者以為這食品當中不含反式脂肪，這方面政府還是需要嚴格把關。

　　到底哪些食品「可能」含有反式脂肪？如人造植物奶油、烘烤酥油、甜甜圈、麵包、蛋糕、餅乾、糖果、炸薯條、非乳製奶精、咖啡用奶精、沙拉醬、一般油炸食物、披薩、微波加熱爆米花等等。此外，要特別注意，除了「反式脂肪」標示外，業者也會化妝術，將反式脂肪更改字眼，讓一般消費者認不出來，像是「人工（造）奶油」、「轉化脂肪」、「氫化植物油」、「人造植物奶油」等字眼，都是代表反式脂肪，要儘量避免。

　　不過除了這種不好的反式脂肪外，有一種天然形式的反式脂肪（如共軛亞麻油酸 CLA），存在於反芻動物如牛或羊的脂肪或奶內，並不算是有害的反式脂肪，這點是必須知道的。

　　小妍算是能接受我的觀念，在母親的督促以及自我的克制

下，只用好油、搭配運動，一年內瘦了 6 公斤，脂肪肝也降到輕度程度，她最在意的滿臉痘痘居然消失大半，臉上也自信許多。

真的不要再喝什麼奇怪的特調咖啡了！

30 歲的小剛，在一家鋼鐵廠上班，他是被父親要求來找我定期檢查並調理身體，除了偶而喝點小酒，沒有什麼不良嗜好。

不過，在一次的健檢時發現狀況，總膽固醇竟然上升到 230 mg/dL，LDL 到了 154 mg/dL，三酸甘油酯是 330 mg/dL；半年前總膽固醇是 180 mg/dL，LDL 是 110 mg/dL，三酸甘油酯是 160 mg/dL。這期間發生什麼事？小剛說他生活一如往常，並沒有太大變化，此時我們的對話突然被一旁跟診的女朋友插話：「劉醫師，他三個月前每天都到超商買『特調咖啡』，喝到連店長都建議他少喝這種特調咖啡，跟這有關嗎？他都說不聽。」小剛說：「上次劉醫師不是說咖啡對身體很好啊！」Oh my god ！連店長都說不要再喝了，小剛血脂異常的答案呼之欲出了。

　　咖啡含有綠原酸，具有相當好的抗氧化活性，因此研究發現咖啡對於肝臟保護、降低失智風險、增加胰島素敏感、降低某些癌症的發生確實有幫助，如果加上牛奶或是豆漿，我認為還可以接受，但是如果加上糖，那麼好處就被抵銷了，因為攝取過多糖被認為和加速老化、降低胰島素敏感、形成脂肪肝、肥胖、新陳代謝症、癌症的發生是有關聯的。

　　此外，所謂「特調」或是「三合一」幾乎是咖啡加上白砂糖以及人造奶精，也就是前面提到俗稱反式脂肪的氫化脂肪酸。我看過更誇張的是加上酪蛋白粉、香精、乳化增稠劑、甜味劑、穩定劑、食用色素等，真的是太可怕了。酪蛋白是從牛奶萃取的蛋白，相當容易過敏。另外還有「二合一」即溶咖啡，標榜不加糖，可是有時候裡頭含有的脂肪比例更高，甚至是反式脂肪也很可觀。

　　這類特調或是三合一咖啡還有一個大問題，就是熱量超高，平均脂肪熱量超過 30%，甚至有些二合一咖啡脂肪熱量超過 50%。目前一般營養專家都認為每日從脂肪攝取來的熱量應佔總熱量的 10 ～ 20%，如果跟一般濾掛式咖啡比較起來，市售三合一咖啡的熱量多出 20 倍以上，這類高油脂的特調咖啡真

的潛藏了心血管疾病風險。

　　至於目前風行的防彈咖啡（Bulletproof Coffee）是由美國矽谷工程師戴夫・亞斯普雷（Dave Asprey）所創，號稱有助減肥，它的作法是將有機黑咖啡加上 1 至 2 湯匙的無鹽牧草飼育奶油，和 1 至 2 茶匙的有機椰子油，一起放進果汁機打成像拿鐵一樣的咖啡。這類自製的防彈咖啡至少沒有使用所謂的反式脂肪，也沒有加入奇奇怪怪的添加物，不過因為熱量超高，如果其他餐沒有搭配足夠的蔬菜纖維，長期下來，對於血脂的控制仍需要觀察。我也有患者親身體驗，剛開始 3 個月確實體重有下降，LDL 也有下降，可是 6 個月後不但 LDL 上升，連高密度 HDL 居然也下降，重點是體重又回升，弄得不知如何是好。

　　我只能說尊重身體所發出的訊息，任何飲食型態都有可能造成環環相扣的骨牌效應，配合醫生的檢測才能確保健康。小剛在我的解釋之下，不再喝什麼奇奇怪怪好喝的特調咖啡，只喝黑咖啡，3 個月後，他的血脂肪檢查又回復到正常值。

你早上吃魚油了嗎？我每天都吃

　　一位罹患鼻咽癌的患者童先生，在接受化放療多年後復發了，而且是在肺部肋膜轉移。我印象相當深刻，童先生在罹癌後改吃素，每天打精力湯、喝亞麻仁籽油，而且每天都慢跑、練氣功，所以在他的認知，這種生活型態絕對不會癌症復發，但是事與願違。他來找我就是想知道哪個環節出了問題。

　　我幫他做了全套功能醫學營養分析之後，發現他血球上 omega-3 的 EPA 以及 DHA 相當低，他還是不服氣，因為他知道 omega-3 油可以幫助抗發炎、抗腫瘤，他也確實每天都有喝 20 cc 左右的冷壓亞麻仁籽油，而這種油不就是 omega-3 的油嗎，怎麼會這樣呢？

　　目前有關魚油抗發炎、抗腫瘤、抗過敏的文獻太多了，我經常鼓勵大家多吃小型深海魚、補充魚油。我自己每天早上起床一定會吃 1 匙益生菌，2 顆 TG 型式魚油（相當 1 公克 EPA 加上 DHA），配上 300 cc 的白開水，以幫助利膽醒腸。多年來，腸胃功能奇佳，一些過敏症狀幾乎不曾發作，而且思路、記憶力保持最佳狀態，充滿了正向能量，我覺得就是腸道健康，加

上神經細胞充滿了 omega-3 的油脂所造成的正面影響。

前面提過，植物中的亞麻仁籽、核果、紫蘇等所含的次亞麻油酸 ALA 以及深海魚、蝦、海藻魚中的 EPA 及 DHA 都算是 Omega-3 的脂肪酸，但是亞麻仁油中的 ALA 比較不具抗發炎功能，它必須經過去飽和酵素（desaturase，其基因是位於第十一號染色體上的 *FADS 1* 以及 *FADS 2*）以及延長酵素（elongase）來代謝轉變成 EPA 及 DHA，此時才具有抗發炎、抗腫瘤、抗過敏的效果。可是英國營養學者威廉・克里斯丁（Willians CM）研究發現，ALA 在女性轉變成 DHA 約 9%、而男性轉變成 EPA 約 8%，到 DHA 時只剩 1% 不到，所以吃素的朋友即使補充了大量亞麻仁籽油可能就如同童先生一樣，體內 EPA 及 DHA 仍不夠，真的在抗癌力道上會打折扣的。

如果可以接受的話，就補充沒有重金屬污染的 TG 型式魚油，當然現在也有所謂的「素魚油」，提煉自海藻的 EPA 及 DHA，只要濃度夠，一樣可以增加血液中的 EPA 及 DHA。這位童先生在我的建議之下，服用魚油，後來在醫師開給的低劑量化療加上我給予的營養處方建議之下，鼻咽癌癌指數 EB 病毒抗體降到正常值，循環腫瘤細胞（circulating tumor cell,

CTC）數降到 0。真的很神奇，我只能說補充足夠的 EPA 及 DHA 太重要了。

那麼每日脂肪酸攝取的比例應該多少比較好？我建議飽和脂肪酸：單元不飽和脂肪酸：多元不飽和脂肪酸比率應為 1：1：1；而多元不飽和脂肪酸的 omega-6 與 omega-3 的比例以 2：1 較適當。現代人吃了太多的 omega-6 油，而 omega-3 油太少，以至於造成現在慢性病、過敏、癌症、神經精神疾病機率大增。

朋友你今天補充魚油了嗎？

Chapter 3

澱粉：
吃與不吃的拔河

醣和糖一樣嗎？

每次我在門診請患者限制糖的時候，大家都點頭稱是，但是不是限制所有的「醣」的時候，許多人就弄不清楚了。到底醣和糖是一樣的嗎？為何醫生都建議大家限「糖」而不是限「醣」呢？

酉字邊的醣，其實就是泛指碳水化合物。如果依照結構式來說，醣可以簡單分類成以下幾種：

●**簡單糖**（simple sugars）：簡單到只含有一個或是二個單糖分

子，包括了葡萄糖、半乳糖、果糖，雙醣包括蔗糖、乳糖以
及麥芽糖。

● **複合醣**（complex carbohydrates）：又分為寡醣類、多醣類、
膳食纖維。寡醣類是由 3 ～ 10 個單醣結合而成，包括了果
寡糖、乳寡糖、水蘇糖、棉籽糖、菊糖等。多醣是由數百至
數千個單醣分子連結而成的醣類，包括了澱粉、肝醣、纖維
素、幾丁質。膳食纖維不同於澱粉，在人類消化道中缺乏分
解的酵素，纖維分為可溶性纖維以及不可溶性纖維，可溶性
纖維有果膠、植物膠、甲殼素的幾丁聚醣，不可溶性纖維包
括纖維素、半纖維素、木質素、螃蟹外殼的幾丁質。

醫生經常請患者戒精製糖（refined sugar），指的大概就是簡
單醣，葡萄糖雖然是腦細胞、神經細胞、紅血球細胞的主要能
量來源，但是攝取過多，的確會造成胰島素阻抗。而果糖是蜂
蜜的甜味來源，雖說蜂蜜因為含有一些微量元素、維生素、類
黃酮而被許多人喜歡，但是含有過量果糖一樣會造成身體負
擔。此外，食品加工業將玉米澱粉加工後製造出的果糖糖漿，
如果食用過度，會造成肥胖、脂肪肝、尿酸高等問題。

雙醣當中的蔗糖，來源幾乎是甘蔗或是甜菜，蔗糖是由葡萄

糖及果糖結合而成，人體可以輕易地將其分解為葡萄糖以及果糖，所以蔗糖攝取太多，也會對人體造成負擔，一般來說不同的砂糖指的就是蔗糖，而紅糖是含有糖蜜的蔗糖。

寡醣基本上是好醣，因為它不易被分解，而且可以在大腸當中被微生物發酵，產生氣體以及短鏈脂肪酸，尤其是鼎鼎大名的丁酸（butyric acid），不但可以提供大腸黏膜細胞能量，還具有抗癌、抗發炎、抗氧化之功效。大多數寡醣因為可以提供給益生菌（probiotics）當作能量來源，所以又被稱作益菌生或是益生質（prebiotics）。不過大豆寡醣主要的水蘇糖及棉籽糖，因為經過發酵會「產氣」，吃太多會造成脹氣、容易放屁等腹部不適，所以不是吃越多越好，還是要看體質。我因為知道這類寡糖的好處，所以幾乎每天都會攝取一些含有菊苣纖維的菊醣來當作保健。

澱粉是由葡萄糖聚合而成，所有主食，包括五穀、根莖類、豆類都含有澱粉，依其結構式又分為直鏈澱粉和支鏈澱粉，支鏈澱粉越多其黏性越強，所以這兩種澱粉的不同比例造就食物不同的口感。以稻米為例，在來米：蓬萊米：糯米，其支鏈澱粉比例分別為 75%：80%：100%。

　　纖維是被認為大眾最容易缺乏的營養素之一，基本上纖維對人體的重要功能包括預防及治療便秘、控制血糖及膽固醇、增加飽足感、降低癌症的發生。

癌細胞愛吃糖？

　　在我的營養醫學門診諮詢的患者以癌症最多，在建議飲食注意事項時，我會特別強調限糖、甚至是戒糖，原因無他，因為癌細胞愛吃糖。

　　一位 28 歲的張小姐來找我的時候，已經罹患乳癌三期了。她從有記憶開始就是糖罐子，家中放方糖的地方只要被她知道，一定在一週內被掃光，後來手搖杯飲料成了她的最愛，每天一杯全糖珍奶，她的父母親千方百計要幫她戒糖，可是做不到。20 歲大二的時候，身高 158 公分的她，體重已來到 70 公斤，為了減重，看了許多診所。據她描述最高紀錄曾經一天吃 20 顆藥物，吃到頭暈、腹瀉、腳軟、思緒遲鈍、心悸、以及失眠，體重曾瘦下來 10 公斤，但是停藥半年後很快復胖。25 歲時，她發現乳房有一顆硬塊，因為害羞，不敢看醫生，又自我

安慰是發炎，可是再過一年後腫塊越來越大，而且腋下也有一顆硬塊，媽媽知道後押著她去看乳房外科，經過一系列的檢查確診為三陰性乳癌，手術後繼續接受化放療。她來找我諮詢的時候，認真問我乳癌跟她喜歡吃甜食有沒有關係？我斬釘截鐵地告訴她：「脫不了關係，從現在開始妳一定要戒糖，因為癌細胞愛吃糖！」

高精製糖的飲料或是甜點，容易與細胞蛋白質結合，造成細胞產生過多的糖化終端產物（advanced glycation end products, AGEs），AGEs 會導致細胞能量發電廠粒線體的老化，抑制膠原蛋白合成，破壞腎臟血流，降低肝臟解毒，增加胰島素阻抗，造成腸內菌相失衡，增加腸漏症。更可怕的是，AGEs 會降低免疫細胞活性，並且結合到 DNA 影響其修復，當然對於癌症的抑制就不利了。

用於癌症篩檢的氟化去氧葡萄糖正子造影（FDG-PET）的原理，就是利用帶正子之氟 -18 標幟在去氧葡萄糖上，然後再去偵測器官組織利用葡萄糖的過程，因為癌細胞分裂快，比一般細胞更需要代謝葡萄糖，所以如果在某區域氟化去氧葡萄糖攝取越高的話，這裡可能就是惡性腫瘤藏身之處。

2014 年國衛院院長龔行健以及清華大學相關研究團隊刊登於國際頂尖期刊《美國國家科學院期刊》上的論文引起關注，經測試與前列腺癌、乳癌發生有高度相關的致癌因子 JMJD5 後發現，它能和控制癌細胞生長的關鍵糖解酵素 PKM2 結合，改變細胞新陳代謝的路徑，進而促成腫瘤生長。

PKM2 酵素就像「守門人」（gate keeper）一樣，在氧氣充分之下，會把絕大部分通過的葡萄糖轉化成為能量與二氧化碳，然而一旦與 JMJD5 結合後，便失去守門人的功能，形同將門關上，讓細胞產生乳酸，促使腫瘤生長。簡單說，正常細胞可以有氧呼吸途徑產生能量，但是癌細胞僅以少量的葡萄糖就可以進行有氧代謝，其餘大部分的葡萄糖都進行糖解作用，變成乳酸，促使腫瘤生長，這研究重點更凸顯了若是限糖、甚至是斷糖，就有機會從癌細胞源頭斷糧，減緩腫瘤生長。

因此，癌友最好不吃含糖飲料及甜點，一般人也應該儘量少吃糖為妙。

限糖是必要的

限制精製糖真的太重要了！但是要如何幫助患者限糖，就是醫療人員要想辦法的事情，尤其是糖上癮的小朋友，那更是要花些巧思。

多年前，一位焦急的母親帶著她 10 歲的兒子來找我。他們一進診間，我就知道她的來意，因為這位小胖弟，國小四年級體重已經 55 公斤，重點是手上還拿著一杯珍奶。媽媽說兒子已經上癮了，每天不但要喝珍奶，而且要全糖的，他才肯去寫功課。這是糖上癮的血淋淋個案。

看著他的檢驗資料，小小年紀三酸甘油酯已經來到 280 mg/dl（正常值應小於 150），空腹血糖居然是 106 mg/dl，這已經是糖尿病前期了，尿酸也過高，重點是腹部超音波檢查發現已經是輕度脂肪肝。母親說她已經束手無策，醫師及營養師叫他不能喝手搖杯飲料，他就是不肯。我突然靈機一動，請媽媽下週帶他再來一趟。

這天我準備了一個道具，就是「方糖」，我在桌上擺放了 20

顆方糖，疊成立體三角形，小弟一進來看到方糖就說：「哇，
好可愛喔！」

我說：「請你吃，而且要吃就要全部吃完喔！」

他看著媽媽說：「醫生怎麼叫我吃那麼多糖？」

我指著他手上的飲料回答：「弟弟，你手上的珍珠奶茶裡面
有這麼多糖喔！如果你每天喝一杯，每天就會吃掉這麼多糖，
你想想看這樣對身體好嗎？」

這招奏效了！

媽媽後來告訴我，因為醫生的妙招（她當時還拍照隨時提醒
兒子），加上有同學笑他小胖子，他真的開始不喝飲料，每天
只吃媽媽準備的水果，當然，蛋白質攝取不能少，兩個月後瘦
了 3 公斤，半年後體重 49 公斤，血糖、血脂、尿酸都正常，
超音波檢查也發現脂肪肝消失了。我救了一位國家未來主人
翁。

　　許多人問我，難道糖一點都不能碰嗎？以世界衛生組織於
2015 年 3 月 4 日發布的「成人及孩童糖攝取量準則」
（Guideline：Sugars intake for adults and children）為依據，該準
則建議游離糖攝取量應低於攝取總熱量 10%，如果能在 5% 以
下更好。國民健康署於「國民飲食指標」修訂草案中增訂添加
糖攝取量不宜超過總熱量 10% 之上限。一顆方糖是 5 公克，大
約是 20 大卡，如果以成人每日攝取熱量 2000 大卡計算，糖攝
取應低於 200 大卡（10%），以 1 公克糖熱量 4 大卡計算，一
天糖攝取量應少於 50 公克，也就是 10 顆方糖。如果以 5% 來
計算，**每日糖攝取量應該限制在 25 公克**，約 100 大卡，**也就
是 5 顆方糖量**。

　　市售手搖杯飲料經常標榜可依個人喜好調整甜度，分為全
糖、半糖、微糖和無糖，不過每次消基會或是一些媒體在檢測
時，每家的糖含量都不太一樣，平均來說，無糖皆不額外加糖
（0 大卡），微糖加糖 25 克（約 100 大卡），半糖 35 克（約
140 大卡），全糖 50 克（約 200 大卡）。

　　我要提醒另一個地雷，就是檸檬類或是百香果等酸性飲料。
業者為了降低酸的強度，因此會加上更多的糖，例如全糖可能

高達 75 克糖，約 15 顆方糖量。我聽過更誇張的，就是某醫學
中心實驗室測過全糖飲料高達 25 顆方糖量，吃下去簡直是慢
性自殺。

限糖是相當重要的話題，我呼籲媒體，一定要提醒大眾重視
過多糖的危害。

生酮飲食ＯＫ嗎？

既然過多糖對人體不利，所以限制碳水化合物的「生酮」飲
食蔚為風行。可是這種飲食型態好嗎？

一位陳先生是定期在我門診調理的朋友，其實他沒有什麼特
殊疾病，只有一個問題，糖尿病前期，空腹血糖大約在 120
mg/dl，糖化血色素是 5.9%。這也還好，只要配合適當運動以
及限制糖，一般來說可以逆轉的。不過，他跟上了生酮飲食的
潮流，在媒體以及相關書籍的推波助瀾下開始嚴格執行生酮，
因為有些書說生酮飲食可以根除糖尿病。

在生酮飲食兩個月後，我在不知情的情形下幫他做常規驗血，發現原本正常的總膽固醇突然飆高，從 180 mg/dl 上升到 230 mg/dl，低密度脂蛋白 LDL 從 110 mg/dl 飆到 160 mg/dl，高密度從 58 mg/dl 降到 50 mg/dl，運脂蛋白 ApoB（越高對心血管健康越不利）從 0.6 g/dL 上升到 1.02 g/dL，但是空腹血糖的確是降到 92 mg/dl，糖化血色素降到 5.7%。我笑一笑說，「你生酮了嗎？」陳先生一臉狐疑：「劉醫師你怎麼那麼厲害，我還沒說，你就知道我實施生酮飲食，但是血脂肪怎麼會變成這樣？」

很多人想生酮，卻不知何謂「酮」！簡單說酮體（Ketone Bodies）又稱為丙酮體，是人體在禁食、飢餓、某些病理狀態（如糖尿病）之下，人體缺乏葡萄糖時就會利用脂肪酸產生的乙醯輔酶 A，運送到肝臟，再進一步合成的酸性代謝物。酮體包括乙醯乙酸（尿液中主要的酮體）、β-羥基丁酸（血液中主要的酮體）以及丙酮（呼吸中主要的酮體，無法產能）。

大家都知道，人體細胞會先利用葡萄糖當作能量來源，正常細胞內一分子葡萄糖可以生成三十六分子的能量貨幣 ATP，缺氧時，譬如在激烈運動時，肌肉會產生大量乳酸，進入肝臟，

經過乳酸去氫酶轉成丙酮酸，再生為葡萄糖，但是在這種厭氧性糖分解過程中，一分子葡萄糖只能生成二分子 ATP。如果我們攝取的醣類過少，此時人體還是要活下去，因此人體就會轉而使用乙醯乙酸以及 β- 羥基丁酸，進入細胞粒線體當中的檸檬酸循環來產生能量。

再簡單說，斷絕葡萄糖來源，身體會利用脂肪產生酮體，當作能量主要來源，這就是生酮飲食。

碳水化合物（醣類）、脂肪與蛋白質既然是能量來源，目前營養學界普遍認為人體所需攝取比例大約是碳水化合物 55%、脂肪 30%、蛋白質 15%，生酮是降低碳水化合物佔的比例，從 55% 降到 10%、甚至 5%，蛋白質比例維持不變，脂肪比例增加到 75% 到 80%。因此生酮飲食第一要務就是幾乎不攝取米食或麵食，改吃蔬菜、蛋白質（肉類與蛋、豆類）以及高油脂食物。

生酮飲食最早是被用來治療癲癇兒童的飲食，研究的確發現生酮飲食可以改善這類兒童癲癇發作次數，但是我碰過一位癲癇兒的母親告訴我，這對他孩子一點效果都沒有。

我並不反對癲癇患者試試生酮飲食，但重要原則是試驗期間不要貿然停藥。

許多人都如同陳先生一般看著書照表操課，但是我一定要提醒，請在實施生酮時，一定要每二至三個月空腹驗血，檢測電解質、血脂肪、血糖、肝腎功能、酮體、尿酸、發炎指標CRP、體重、頸圍、腰圍、臀圍、體脂率等。

我個人推薦大家可以試試「戒糖加上主食減半」飲食型態，也就是所有米飯麵食總量減半，並且以粗糧為主，如糙米或五穀米，蔬菜增加，以低升糖指數為主的水果一至兩份，蛋白質來源不可少，以豆類、蛋類、去皮雞肉、中小型深海魚為主，油脂以苦茶油、橄欖油、酪梨油、玄米油等單元不飽和脂肪酸為優，適量原味堅果，加上運動，這是目前我最推薦的飲食型態。

就像陳先生個案，實施生酮的確改善他的血糖，但是血脂肪卻惡化，如果不驗血而長期實施生酮，我只怕他會發生腦中風、冠心病、高血壓等重大疾病，那就得不償失了！

愛吃甜食點心，什麼點心比較健康？

　　一位 40 多歲的女士，體重約 80 公斤，在公家機關上班，生活穩定，她知道手搖杯飲料或是蛋糕甜點含有過多精製糖，所以一概敬謝不敏。不過，因為國健署告訴大家多吃蔬果，也因此給她愛吃水果的好理由，所有甜的水果，像是西瓜、鳳梨、葡萄、荔枝、芒果、香蕉等，只要是水果就無所不愛；相對地，她卻很少吃蔬菜。這樣看似沒什麼錯，可是體重逐漸攀升到 80 公斤，即使如此，她也不認為這有什麼問題，因為她以為「不吃甜食」就等同飲食習慣還不錯。

　　直到有一次胸部發悶、呼吸有些不順，緊急送到醫院抽血檢查，發現空腹血糖值 138 mg/dl、糖化血色素 A1C 是 6.9%、三酸甘油酯是 380 mg/dl，麻煩的是心臟科醫師檢查發現心臟有缺氧現象，心導管檢查發現冠狀動脈左前降枝阻塞了 50%。醫生警告她，再不減重、不運動的話，以後恐怕要放支架了！

　　水果富含營養素，但問題是台灣水果太甜了，過去甜度不到 10 度的水果，現在動不動就超過 20 度甜，因此吃水果必須考慮到升糖指數（GI 值）。大家都知道，胰臟會分泌胰島素來幫

助血糖穩定，但是如果我們吃的食物 GI 值過高，體內的血糖會快速上升，胰臟就得分泌大量胰島素來降低血糖。有規律運動就算了，如果沒有運動又久坐，過多水果的糖一樣會轉化成三酸甘油酯儲存在腹部內臟當中，肥胖問題、心血管疾病就會上身。所以這位女士即使不碰甜食，但是吃太多太甜水果照樣會肥胖，又加上不愛動，肥胖之後心臟冠狀動脈疾病就有機會來報到。

吃水果還有一個陷阱，就是將許多水果打成「無纖果汁」。許多人喜歡將大量水果以調理機打成汁，一次喝下去，希望可以攝取水果中的植化素，但是調理機攪拌時會破壞大量纖維，而纖維正是控制血糖的重要營養成分。如果又同時攪拌四、五種以上過甜水果，這種果汁瞬間成為高 GI 值飲品，對血糖和體重控制有著極大的殺傷力。臨床上我遇過許多患者為了減重，每日將蘋果、鳳梨、香蕉、奇異果、芭樂、小蕃茄等打成一杯果汁，結果三酸甘油酯及血糖反而飆高，體重不減反升，原因就是攝取過多高 GI 值水果惹的禍。

我建議大家盡量攝取低 GI 值水果，而且一天以一份為原則，一份大約是手握拳頭一般大小。**低 GI 值水果包括蘋果、芭樂、**

水梨、柳橙、葡萄柚、火龍果、水蜜桃、奇異果、草莓、櫻桃、聖女蕃茄等，不過水果 GI 值會隨水果熟成度、以及改良品種糖度而有所變動。

如果想要攝取水果的營養素，吃出健康而非肥胖，我建議注意以下幾點：

1. 牙齒能咀嚼的話，水果儘量直接吃。
2. 優先選擇低 GI 值水果來食用，且一天不超過三種，糖尿病一天不超過兩種，總量應控制在 1 ～ 2 個拳頭。
3. 如果想喝蔬果汁，建議以蔬菜為主，少量水果及堅果為輔，如此就能喝得健康。

如果真的愛吃點心零食，一下子習慣改不掉，我建議一些相對健康的零食，包括黑巧克力、毛豆、原味堅果、蔓越莓乾、全麥餅乾或是蜜棗乾等。其中我最推薦黑巧克力，100% 純的巧克力真的非常養生，因為含有黃酮類、黃烷醇類、多酚類等成分，抗氧化力相當強，光就這一點，等於幫身體築起一道防護網，可延緩老化、並降低癌症和許多慢性疾病發生的機率。

　　以血管為例，如果經常遭受自由基的攻擊，會逐漸產生內皮硬化的情形，繼而導致高血壓、甚至引發中風。此外，由於巧克力可增加血中一氧化氮的濃度，進而使得血管擴張，於是會促進腦部血液循環，有助於增加記憶力。

　　研究顯示，純巧克力的抗氧化作用不但可防止血管硬化，還可降低血壓約 10%，還連帶降低 20% 中風機率。假設原先收縮壓 150 mmHg 降了 10% 後變成 135 mmHg，等於已趨近於正常標準，效果並不亞於降血壓藥，而且大幅減少了中風的風險。再者，巧克力有助於降低總膽固醇、以及低密度膽固醇 LDL；另一方面，純巧克力還可以讓身體內胰島素受體的敏感度增加，幫助胰島素發揮良好的代謝作用，因此可以有效預防第二型糖尿病。

　　許多人認為吃巧克力容易蛀牙，事實上並非如此。巧克力所含的丹寧酸可抑制牙菌斑的形成，只要吃的是不含糖的純黑巧克力，對牙齒反而是一種保護。

　　不過，我要強調，巧克力一定要挑選，務必吃 100% 純巧克力（但是很苦，很少人可以忍受），不然至少要 85%，否則其

中的糖和油恐怕反而成為健康隱憂。尤其是白巧克力，根本是偽巧克力，因為這類白巧克力含有的糖相當高，而且還含有不少的反式脂肪、香料，吃多會造成身體發炎，導致慢性病，不得不慎。

麵包是精製澱粉類，不宜多吃！

35 歲的鄭小姐，是一名報關行主管，每日忙於工作，幾乎外食多，不過她是一名麵包控，超級愛麵包，尤其是軟軟香甜、含有奶油或是紅豆的麵包更是她的最愛，早餐是一到兩個麵包配上一杯黑咖啡，中午吃便當，下午也會準備一些小蛋糕或是小麵包當點心，是她生活的療癒來源。

當體重在 5 年內從 45 公斤增加到 60 公斤時，她突然感覺身體異常了，口臭增加，牙醫師檢查她已經有初期牙周病，爬樓梯也感覺使不上力，經常氣喘吁吁，另外她也有嚴重的胃食道逆流。來到我的門診，我分析完她的飲食，發現她的健康紅燈來自於不節制的麵包控。

麵包算是精製澱粉，升糖指數高，經常大量吃麵包，會造成血糖急速上升，胰臟會分泌胰島素將血糖送至細胞中，並且將血糖降到正常值，如果反復如此，又缺乏運動，不但會造成肥胖，也會引起胰島素阻抗，發展出第二型糖尿病。

當血糖值逐漸上升而不自知，牙周組織容易併發牙周囊袋發炎，而這細菌不但造成口臭，也會竄入血液當中，誘發全身發炎反應。阿茲海默症是因為類澱粉沈積在腦神經當中，目前研究也顯示，這與胰島素阻抗脫不了關係，因此阿茲海默症又被稱作第三型糖尿病。

除了精製澱粉不好之外，超級香酥的麵包也可能含有過多的糖，俗稱酥油的反式脂肪幾乎也是許多麵包的「標準配備」，可怕的是有些烘培業者為了將麵包保存久一些，會添加己二烯酸、苯甲酸或是去水醋酸，更甚者，為了增加香度以及色度，會添加人工香料以及食用色素等，吃了含有色素或是香精的麵包會造成肝腎的負擔，也有可能誘發兒童過動以及注意力不集中的現象。

麵包還有另外一個隱憂，就是過敏。因為麵粉幾乎是小麥製

成，而小麥含有易致過敏的麩質，吃多了容易造成腹脹、消化不良、皮膚過敏、慢性疲勞、腸躁症、腸道發炎等。國外有關麩質過敏的案例相當多，國內近年來也有越來越多的趨勢，提醒愛吃麵包或是麵食的人要注意有無麩質過敏的問題，當然也有業者推出無麩質麵包，不妨多留意。

如果真的愛吃麵包，我建議可以吃比較硬的麵包或餐包，例如法式麵包、雜糧麵包、義大利麵包、裸麥麵包等，這類麵包油脂量以及糖量都在 4 ～ 5% 以下，相對健康多了，其他甜麵包的糖或油含量很容易超過 10% 以上，真的要限制，尤其是之前流行的「髒髒包」更可怕，撒了一大堆巧克力粉的巧克力夾心可頌，吃完以後手跟臉都會沾滿巧克力粉髒兮兮。一個髒髒包熱量動輒一千大卡，拍照留念一次就算了，如經常吃髒髒包的話就像是慢性自殺。

Chapter 4
礦物質：
抗癌、抗敏都需要它

缺它，「鐵」定不行

35 歲的錢小姐，一次暈倒送醫之後發現，她的血紅素居然只有 7.0 g/dl，女性正常值應為 11.5 ～ 16.5 g/dl，飲食極度失衡的她加上月經量過多，導致缺鐵性貧血如此嚴重，而且因為長期貧血，她心臟有輕微擴大現象，因為缺鐵，真的是得不償失。

有一次與一位血液科醫師聊天，他開玩笑說：「國人女性平均三成貧血，另外七成快要貧血。」可見貧血問題真的很容易發生。鐵不但是紅血球血紅素的必要元素，其他包括肌紅素、細胞色素、網狀內皮細胞、肝臟及骨髓都存在鐵。成人體內含

鐵總量大約是 2.5 到 3.0 公克，每日平均經由腸胃道脫落及些微血液流失，會損耗 1 毫克的鐵，女性因為月經的關係，每月大約流失 25 毫升血液，相當流失 11 毫克的鐵，如果除以 30 天，每日大約流失 0.33 到 0.39 毫克的鐵。如果將成長以及其他生理功能推算，平均男生一天需要吸收 1 毫克的鐵，女生一天需要 1.5 毫克的鐵，但是如果真的以食物 1 到 2 毫克來補充，一定不夠，因為還牽涉到食物鐵的分類以及吸收率。

食物中的鐵分為血基質鐵（heme iron）以及非血基質鐵（non-heme iron）。血基質鐵吸收率較高，依照生理狀況吸收率從 10% 到 40%，來源包括牛肉、豬肉、豬血、肝臟、牡蠣、生蠔、小魚乾等。非血基質鐵吸收率較低，依照生理狀況吸收率從 2.5% 到 20%，來源以植物為主，如蔬菜以及豆類。如果依照飲食葷素比例推算，人體 80% 以上鐵來源以非血基質鐵為主，所以依此比例計算，國人每日鐵的建議攝取量男生約 10 毫克，女生約 15 毫克。

所以，女性、成長中的嬰幼兒、學齡兒童、青少年、素食者、運動員、慢性感染、長期使用胃酸抑制藥物等族群都容易缺鐵，要注意鐵質的補充。不過，茶飲及咖啡中的單寧酸，以

及豆類、全穀類、蔬菜中的植酸、草酸，都會阻礙非血基質鐵的吸收，因此要喝茶或是咖啡最好在用餐完畢一小時後再飲用。另外，因為維生素 C 可以促進非血基質的三價鐵還原成二價亞鐵，以利在十二指腸和小腸吸收，所以缺鐵的朋友，尤其是素食者，可以在每餐飯後補充 250 毫克的維生素 C，這樣可以大大降低缺鐵性貧血的機會。

我特別要強調，鐵離子相當不穩定，容易產生自由基反應，如果貧血不是因為缺鐵，而是缺乏葉酸、B12、B6 等因素造成的貧血，這種情形千萬不要胡亂補鐵，或是吃過多含鐵紅肉，這樣反而會造成肝臟的鐵存量過高，增加肝硬化機率，不可不慎。所以貧血要先請醫生檢查確定是何種性質貧血，再針對缺乏因子做補充，這樣才是正確矯正貧血之道。

有它，才能「鈣」起全身骨架

骨質疏鬆真的是沈默的殺手！

62 歲的蕭太太，原本健康狀況算不錯，沒有三高的內科疾

病，唯一的問題就是嚴重的骨質疏鬆症，醫生建議她注射補骨針，也就是一種雙磷酸鹽類藥物，但是因為她畏懼藥物副作用，所以拒絕了。某次洗澡時，突然在浴室滑倒，無法起身，腰疼痛萬分，結果送到醫院發現是腰椎第四節、第五節壓迫性骨折，開完刀臥床時，又併發肺炎，後來又發生泌尿道感染，引發腎炎，結果在醫院住了 40 多天，差點出不了院，她因為平時沒有想到補充鈣，加上從來不運動，以至於發生如此嚴重的後果。

鈣質對於身體的功能，除了大家熟悉的建構骨架外，還有幫助凝血、穩定神經傳導、維持肌肉收縮、調節身體生理機能、促進維生素 B12 在小腸的吸收等。所以補充鈣質是相當重要的。食物中的鈣來源包括牛奶、乳酪、小魚乾、豆漿、豆腐、莧菜、油菜、花椰菜、芥蘭菜、高麗菜等。不過如果對牛奶過敏或是有乳糖不耐，卻硬要喝牛奶，反而會造成腹瀉以及過敏症狀，此時就不宜喝牛奶了。

有些情形會降低食物鈣質的吸收，包括草酸、植酸、膳食纖維，吃制酸劑胃藥也會降低鈣的吸收。所以菠菜雖然含有高鈣，但因為含有大量草酸，反而會抑制鈣的吸收，因此有人傳

聞吃菠菜配豆腐會增加腎結石的機率是不對的，因為菠菜中的草酸會在腸道中結合豆腐的鈣質形成草酸鈣，反而會降低鈣及草酸的吸收，所以並不會增加腎結石的機率。

兒童平均每日的鈣攝取約 600 ～ 800 毫克，成人約 1000 毫克，青少年及孕婦應增加到 1200 毫克。鈣片的補充有幾個訣竅，第一是鈣鎂的比例要對，最好是 2：1 或是 3：1，而且最好合併維生素 D3 的攝取，才會有利於鈣質的吸收。再者，鈣有碳酸鈣、葡萄糖酸鈣、檸檬酸鈣、乳酸鈣、離子鈣等，吸收率來說，檸檬酸鈣＞乳酸鈣＞葡萄糖酸鈣＞碳酸鈣，所以鈣片最好是要計算各種鈣總量乘以它的吸收率，還要考慮價格，選出最適合自己的鈣片補充品。

根據統計，國人每日平均鈣攝取量約 500 毫克，真的是遠遠不足，大家一定要注意補足鈣。

「硒」有的抗癌元素

許多癌症患者來找我調理體質的時候，我幾乎都會加上硒這

個元素，因為硒不足，不但對於抗癌不利，還會增加心肌病變、免疫失衡、自體免疫疾病，就如同過去相當有名的克山症（Keshan disease），在中國大陸黑龍江省克山縣發現許多當地居民得了幼年型心肌病變，症狀有心律不整、心臟肥大、充血性心臟衰竭、心肌纖維化、甚至壞死，追究原因發現是當地的土壤硒含量相當低，導致作物含硒量也低，使得居民的飲食每日硒少於 20 微克，造成此症。

目前國內肺癌比例攀升，連不抽煙、不下廚的年輕女性罹患肺腺癌機率也大增，推估跟環境污染以及空污有關。而硒元素有助抗肺癌。萬芳醫院腫瘤科主任賴基銘與海洋大學吳彰哲教授團隊，針對 Lewis 肺腺癌細胞所做的試驗發現，高劑量天然魚油（TG 型式）加上酵母硒具有協同抗癌作用。在此實驗中魚油以及酵母硒的合併使用，可產生協同（synergistic）抗癌的效果，並且可以明顯互相增強 Lewis 肺癌細胞的凋亡誘導。用白話說明，就是魚油＋酵母硒可以促進癌細胞自我毀滅，其中魚油抗癌作用與內質網壓力以及細胞自噬（autophage）有關，尤其是酵母硒以及魚油對於癌幹細胞特性之 CD44 ＋ CD133 ＋細胞群比率具有影響。

　　硒對於身體相當重要的兩個關鍵角色，就是抗氧化酵素以及甲狀腺素代謝的參與。硒為體內抗氧化酵素穀胱甘肽過氧化酶（glutathione peroxidase, GPx）的重要輔因子。GPx 可以經由抑制脂質的氧化或過氧化物的破壞，而保護細胞和胞器的膜，預防核酸的變性；另外，可以提高巨噬細胞或嗜中性球的活性，減少癌細胞生成的機會。對於可能已經形成的癌細胞，硒可經由硫氧化還原酶（thioredoxin reductase, TR）以及抑制二型環氧化酶（COX-2），來達到抑制發炎、抑制癌細胞生成、以及促使癌細胞產生凋亡（apoptosis）。

　　體內含有硒的蛋白約有 50 多種，沒有了硒，這些酵素無法發揮功效，會造成過氧化脂質增加，動脈硬化、老化、心臟衰竭、癌症等疾病容易上身。另外甲狀腺素的活化需要脫碘酶，硒也是它重要輔因子，所以對於甲狀腺疾病的患者，適當補充硒也是必要的。

　　食物當中以肉類、動物內臟、魚貝海鮮等食物含有硒較多，裡頭含有的是有機硒，其中以甲硒胺酸和硒半胱胺酸為主。而全穀類也應該含有硒，但是在反覆耕種的土壤中硒的含量漸漸稀少，間接影響穀類植物中的硒含量，因此素食者比較有機會

缺乏硒的攝取。

如果要以補充劑來補充，應以酵母硒（selenium yeast）為優，因為以結構來說，有機硒（酵母硒、硒甲硫胺酸）比無機硒（亞硒酸鹽、硒酸鹽）在腸道吸收率較高，且較無慢性中毒的危險性，建議劑量以 200 微克開始，增加劑量必須依照醫生的指示下進行。

缺了它，你的免疫細胞就「鋅」苦了

一位嚴重異位性皮膚炎的女生，在看了健康書籍之後補充了許多營養素，可是皮膚過敏時好時壞，指甲也容易斷裂，連吃東西都覺得味覺怪怪的，腸胃也不好，經常腹瀉，而且一年到頭經常感冒。來我這檢驗才發現，她血液中的鋅相當低，正常值在 700 到 1200 ug/L 之間，她只有 450 ug/L。

鋅是人體內相當重要的微量元素。有動物實驗，以無鋅的飼料餵食一週後就會發生食慾減少、生長遲滯的現象。鋅太重要了，它主要有催化、調節、結構等作用。身體內上百種金屬蛋

白質和金屬酵素都需要鋅做為輔因子，例如幫助解酒的乙醛去氫酶需要鋅，幫助肝臟解毒的金屬硫蛋白需要鋅，幫助血管收縮的轉化酶也需要鋅，幫助維生素 D、荷爾蒙、腎上腺皮質固醇、視網酸等在受體作用需要鋅，胰島素控制血糖穩定度也需要鋅。

另外鋅手指（Zinc finger）是一種特殊的鋅金屬蛋白質，可以與細胞核內 DNA 結合，它是一種轉錄因子，調控修飾基因表現，影響免疫系統之抗體合成，所以當鋅不夠時，人體的新陳代謝以及酵素反應幾乎會停擺。

老年失智症也是全球面臨的重大健康議題。如果人類大腦中的記憶體海馬迴鋅含量不足，會造成短期記憶、長期記憶、空間定位感的不足，加快老年失智症的嚴重度。

一般食物中只要蛋白質豐富的食物幾乎都含有鋅，像是牡蠣、蝦、貝類、堅果、雞蛋、牛奶、動物內臟類。但是海鮮如牡蠣及動物內臟容易有其他重金屬或是毒素污染，我不建議長期補充。鋅的補充也跟吸收率有關，例如研究顯示葷食者每日可以吃到 11 ～ 12 毫克的鋅，吸收率平均 33%，這樣鋅吸收量

為 3.3 毫克。蛋奶素食者，每日可以吃到 9 毫克，吸收率平均26%，這樣鋅吸收量為 2.4 毫克。如果是蛋奶都不吃的純素食者，每日鋅吸收會少於 2 毫克以下，易造成虛弱、過敏、皮膚乾裂、嘴巴口腔黏膜發炎、味覺改變、甚至食之無味等。

所以長期素食者、嚴重過敏體質、生長發育遲緩、味覺改變、重大手術後、癌症、或是腸胃經常不適的人，可以請醫生幫你檢驗，看鋅的量夠不夠。

Chapter 5

維生素：
只有越來越熱門

ABCDEK，誰最重要？

一位患者進到我診間，在聊到保健方法時突然問我：「ABCDEK 誰最重要？」剛開始我還一頭霧水，但我 5 秒後回神。喔！原來是指維生素，我告訴他，這就像家中的每個小孩子，通通都重要。

維生素，有人直接翻成維他命（vitamin），是食物中才有的有機成分，雖然不能像醣類、脂肪、蛋白質可以產生能量以及建造組織，但是缺了維生素，身體一樣會衰弱死亡。雖然每日的需要量很低，都是以毫克、甚至是微克來計算每日攝取量，

不過補充充足後，可以維持身體能量代謝、生長發育、生育功能、免疫增進、心智機能等，所以說是「維你命」也不為過。

維生素的分類是依據水溶性和油溶性來分，B 群維生素以及維生素 C 是水溶性維生素，A、D、E、K 是油溶性（或稱脂溶性）維生素，脂溶性意思是要伴隨食物油脂才比較好吸收。而 B 群維生素又分為 B1、B2、B3、B6、B12、生物素、泛酸、葉酸、以及膽鹼，基本上每種維生素缺乏都會有相對應的症狀出現。

舉例來說，提到維生素 A 大家一定想到夜盲症，目前連乾眼症、皮膚毛囊角化症（皮膚會像起雞皮疙瘩一般）都與維生素 A 缺乏有關。維生素 A 包括了視網醇、視網醛及視網酸，食物中以視網醇為主。而說到維生素 A，就一定要談到類胡蘿蔔素家族，類胡蘿蔔素包含了 α- 胡蘿蔔素、β- 胡蘿蔔素、γ- 胡蘿蔔素、蕃茄紅素、葉黃素、玉米黃質等，其中維生素 A 就是由 β- 胡蘿蔔素轉化過來的。

維生素 A 對於視覺感光細胞相當重要，缺少了它，視紫質無法形成，當然晚上視力就差了，另外皮膚黏膜的完整性也需要

維生素 A 的幫忙，當嚴重的皮膚痤瘡或是青春痘已無法經由一般藥物控制時，皮膚科醫師會開立維生素 A 酸來治療，因為維生素 A 酸會進入細胞核內與核受器 RXR 以及 RAR 結合，改變基因表現，加速表皮更新，抑制發炎反應。當然這類藥物也是有毒性的，包括導致畸胎，所以必須在醫師嚴密監測下才能使用。

國人很少會缺乏維生素 A，維生素 A 來源以動物肝臟、蛋黃、乳製品為主，其實多數人只要補充足夠含有 β-胡蘿蔔素的橘紅色蔬果，例如紅心地瓜、南瓜、胡蘿蔔、木瓜、芒果、柑橘類等，就不容易缺乏維生素 A。不過，根據我的臨床經驗，自體免疫疾病、異位性皮膚炎、乾眼症等患者容易缺乏維生素 A。

降低霧霾殺傷力就靠它了！

台灣近年來肺癌比例急速攀升，尤其是肺腺癌的增幅令人吃驚。我自己服務的醫院跟在身邊的年輕護理師，不抽菸，不下廚，卻因為自費做肺部低劑量電腦斷層，發現早期肺腺癌而接

受肺腫瘤切除手術。我想大家知道 PM 2.5 懸浮微粒的污染與日
益增加的肺腺癌有關。也因此我們經常大聲疾呼，出門在外要
戴口罩，除此以外，還有什麼方法可以降低霧霾的殺傷力呢？
答案是有的，那就是服用 B 群維生素！

2017 年哥倫比亞公共衛生學院的 Jia Zhong 發表在《美國國
家科學院學報》（*PNAS*）的研究發現，10 位志願者暴露在含有
高濃度 PM2.5 的空氣當中，並且每日服用高劑量的維生素 B
群，其中包含了 2.5 毫克的葉酸、50 毫克的維生素 B6，以及 1
毫克的維生素 B12，經過 4 週後，可以降低發炎指標白血球的
數目以及分佈，也降低心臟的氧化壓力，整體來說可以減少
28% ～ 76% 空污所造成的傷害。

這代表了規律服用 B 群維生素是有機會可以降低空污對身體
的破壞。雖然這研究的樣本數很低，加上所使用的 B 群劑量相
當高，不過，倒是對抗空污、降低肺癌發生，提供了一項方便
的解決方案。

如果要將 B 群維生素的每個細項都說明清楚，可能要寫一本
書才行。整體來說，B 群維生素的生理作用，包括營養素能量

的合成及釋放、紅血球以及各類細胞的形成、神經精神系統及抗壓的支持、肝臟解毒以及保健、皮膚及毛髮細胞完整的維護等。在天然食物中，以動物內臟、全穀類以及酵母含有豐富的 B 群，但是我不建議經常攝取肝臟，因為動物肝臟可能含有重金屬或是其他毒物可能。

當然，服用 B 群維生素是最直接的補充方法，但是要注意最好的 B 群是涵蓋所有的 B 元素，才能發揮協同效果。我要特別強調，B12 來源主要是從動物獲取，腸道益生菌可以合成少量 B12，所以素食的人、經常吃抗生素殺掉腸道好菌的人，或是動過胃切除手術的人，都容易缺乏 B12，結果就是容易造成神經炎、惡性貧血、認知功能失調等，這些人更要加強補充 B12，必要時醫生會經由靜脈或是肌肉注射 B12，以加速補充。除此以外，建議大家每日至少服用一粒完整 B 群維生素。

維生素 D 抗癌消炎最強紅牌

最近維生素 D 相當火紅，紅到幾乎每一位患者來診間都在請教維生素 D 如何服用，原因無他，因為維生素 D 除了大家熟知

有助於鈣的吸收以外，也可以算是荷爾蒙物質，對於基因的調控有一定的影響力。

　　當人體曬太陽時，可藉由中午陽光紫外線 B（波長 290 ～ 315 nm）將皮膚的去氫膽固醇轉換成膽鈣化固醇 D3（Cholecalciferol），此時 D3 還無法發揮生理活性，它必須先經過肝臟的活化，變成骨化二醇（25-hydroxycholecalciferol），然後再經過腎臟的酵素活化，最後轉變成真正具有生理活性的 1,25- 羥基維生素 D（1,25-hydroxycholecalciferol），簡稱 1,25（OH）2 維生素 D，或稱作骨化三醇（calcitriol）。所以防曬過度、肝腎功能異常、膽固醇過低、飲食來源缺乏等都可能造成活性維生素 D 的缺乏。我們血液中的 1,25（OH）2 維生素 D 會受到副甲狀腺調節，以維持血液中鈣磷的恆定，因此對於骨骼、牙齒的保健相當重要。

　　這活性維生素 D，也就是骨化三醇，會進入細胞內，與維生素 D 接受器 VDR 結合，然後再進入細胞核內，與一種類視黃醇 X 接受器（Retinoid X receptor）結合，形成一個複合物質 heterodimer，妙的是，這一個複合物質會和某些基因結合，然後影響基因的表現。

　　維生素 D 最重要的基因調控就是會降低一種發炎路徑 NF-kB 的啟動，間接降低發炎激素 TNF-α，因此具有促進腫瘤細胞凋亡、抑制血管新生、抑制發炎、抗腫瘤增生的效果，所以維生素 D 已證實可以降低乳腺癌、肺癌、攝護腺癌、皮膚癌、大腸直腸癌等腫瘤的發生。

　　研究也顯示，維生素 D 可以延長染色體當中調控抗衰老的端粒長度，換句話說，對於細胞抗老化有其角色。國外甚至發現一種自體免疫疾病紅斑性狼瘡 SLE 患者，如果體內維生素 D 充足的話，染色體端粒也比較完整，顯見維生素 D 對於免疫性疾病也具有保護調節之功效。

　　維生素 D 的食物來源包括魚肝油、牛奶、蛋黃等，之前提到皮膚照射陽光紫外線也能幫助身體自行產生維生素 D3。而香菇當中的麥角固醇，會經過陽光紫外線轉換成麥角鈣化固醇 D2（Ergocalciferol），不過，同樣必須在體內經過轉換，才能變成活性骨化三醇。

　　曬太陽一定有效嗎？那不一定，我有一位 55 歲的女性患者，堅持每天正午去陽台曬太陽 15 分鐘，結果 3 個月後，血液檢

測維生素 D 濃度從 27 ng/ml 上升到 30 ng/ml，增幅不大，這也讓她頗灰心。所以我經常建議大家補充較無活性的維生素 D3（cholecalciferol），建議劑量是每日 50 微克（2000 國際單位），癌友以及特殊疾病可以增加到 100 微克（4000 國際單位），至於活性骨化三醇 Calcitriol（單位是 ug，不用 IU 表示）我不建議自行補充，以免產生中毒。

另外提醒大家，補充維生素 D 要定期抽血確定血液中濃度，正常值必須大於 30ng/ml，癌友建議血液中濃度維持在 40 ～ 70 ng/ml 為佳。

消滅脂肪肝，維生素 E 有功！

因為飲食的西化，高熱量、高糖、高油脂的飲食型態造就了一項新國病，那就是俗稱為「肝包油」的脂肪肝，醫學上稱作非酒精性脂肪肝（non-alcoholic fatty liver disease, NAFLD）。據研究，台灣成人脂肪肝的盛行率約為 58%，但是兒童健康更令人擔憂，台灣兒童過重及肥胖盛行率為 26%，而這些過重及肥胖的兒童脂肪肝盛行率各為 22％與 42％，而肥胖兒童更有高

達33％會出現脂肪性肝炎，甚至有6歲的小朋友已經出現脂肪性肝炎的情況，家長真的要注意。目前也發現，脂肪性肝炎也會增加肝癌的機率，真的是不容忽視它的後座力。

　　有研究發現維生素E居然可以降低脂肪性肝炎的發炎程度。2010年一項由美國團隊研究發現，以800國際單位的維生素E和安慰劑給脂肪肝患者服用將近兩年後，脂肪肝炎改善的比率分別為43%以及19%，因此認為維生素E可以有效降低肝臟發炎（《新英格蘭醫學期刊》*N Engl J Med. 2010*）。接著，又有針對青少年的脂肪肝炎營養介入研究發表，一組以800國際單位的維生素E服用將近兩年，另一組未服用，結果發現其脂肪肝炎改善的比率為58%比上21%（《美國醫學會雜誌》*JAMA. 2011*）。2017年《世界肝臟學期刊》（*World J Hepatol*）也發現維生素E的確可以讓脂肪肝而且已經發炎的病患改善肝臟發炎指數，不過已有糖尿病的患者除外。

　　維生素E的主要功用是清除體內自由基，有助防止細胞膜、以及核膜多元不飽和脂肪酸及磷脂質被氧化，保護細胞的完整性，降低細胞癌變，這當然就包括肝臟細胞的保護作用。另外維生素E還可以健全免疫系統以及眼睛視網膜，防止脂褐素沉

著於皮膚造成斑點增生，也可以減少血液中的脂質過氧化，降低罹患心臟疾病的發生率。

脂質過氧化作用

多元不飽和脂肪酸受到自由基攻擊，產生分解反應，破壞了生物膜結構的完整性，改變其通透性及細胞膜酵素活性，因而引起一系列毒性，被認為是引起動脈粥狀硬化、風濕性疾病、老化與心血管疾病的重要致病因子。

維生素 E 是一種脂溶性維生素，依照結構不同，維生素 E 又分為生育醇（飽和型，tocopherol）以及生育三烯醇（不飽和型，tocotrienol），而每一型式又因其甲基結構位置不同而再細分為 α、β、γ、δ 等 4 種，故維生素 E 總共有 8 種型式，其中最具生理活性的是 α-生育醇。食物當中以天然維生素 E 為主，主要存在於一些植物油中，尤其小麥胚芽油或是堅果含量豐富，其分子結構為右旋（d-）型式，而許多合成維生素 E 是從石化原料中萃取而得，此為左旋（dl-）型式，吸收率和活性比天然型式差許多。我建議大家可以每日攝取 200 國際單位 d-α 生育醇型式維生素 E，如果有慢性疾病或是血液濃度過低

的人可以攝取到 400 ～ 800 國際單位。

想增加自然殺手白血球功能，要拜託維生素 C

說到維生素 C，都會想到壞血病，這是極度缺乏維生素 C 之後，造成牙齦出血、牙齒鬆動、肌肉痠痛、傷口無法癒合、四肢腫脹等，如果不及時補充維生素 C，會造成心臟衰竭而死亡。

維生素 C 是動物體內重要的水溶性維生素，大多數動物都可以自行合成維生素 C，但是人體及少數動物並無法自行合成，因此必須從食物當中來攝取。維生素 C 可以保護維生素 A、還原維生素 E，進而預防多元不飽和脂肪酸氧化，減少細胞受到自由基破壞攻擊，有助於膠原蛋白的合成，對於呼吸道以及敏感性皮膚可以降低氧化壓力，另外它還可以提高植物中的非血基質鐵及礦物質的吸收、阻斷皮膚黑色素的形成等。

另外，免疫力要好，維生素 C 就不可少，尤其是癌友，在接受化療之後免疫系統急需重建，維生素 C 幾乎都呈現缺乏，此時補充維生素 C 更形重要，維生素 C 可以促進 T 細胞的增生，

尤其是自然殺手細胞（natural killer cell, NK cell），這是一種先天防禦兼攻擊的免疫細胞，當補充維生素 C 時，免疫細胞活力的確會增強（《抗氧化期刊》*Antioxidants*. 2018）。

不過，目前還有針對癌友高單位維生素 C 注射的療程，這裡所謂的高單位 C 是指一次注射 30 克以上的維生素 C，研究發現高單位維生素 C 會造成腫瘤周圍高氧化壓力（來自高二氧化氫 H_2O_2），促進腫瘤細胞粒線體破壞，造成腫瘤不同程度的壞死，甚至是縮小，妙的是正常細胞並不受到影響。2015 年韓國醫師曾發表一個肝癌合併肺轉移的案例（《延世醫學期刊》*Yonsei Med J. 2015*），該個案在接受 10 個月高 C 注射之後，肺腫瘤全部消除，而且後續的肝腫瘤以經動脈化療栓塞成功治癒。癌友如果要接受高 C 注射，必須在專業醫師指示下才能進行，而且必須配合正統治療才行。

維生素 C 的補充，我建議每日 500 ～ 2000 毫克就足夠，維生素 C 偏酸性，如果會造成胃部不適，可以補充添加抗壞血酸鈣或碳酸鈣的維生素 C，或是對腸胃較不刺激的酯化維生素 C。市面上的維生素 C 嚼片或是維生素 C 粉在使用時應小心，就如同檸檬汁一樣，長期食用可能會造成牙齒琺瑯質腐蝕受損。

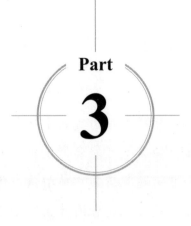

Part

3

生活型態改變
＋營養調理
逆轉「小病痛」

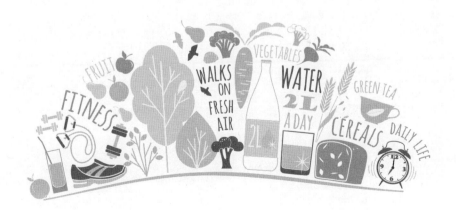

　　我常說，不要忽略身體不時出現的小症狀，因為如果不正視這些亞健康的小症狀的話，可能會衍生出大毛病。尤其更重要的是，不要一有些小問題就想靠吃藥解決，因為吃藥並不能斷絕大多數疾病的因，而且可能會因藥物的副作用造成器官的損傷，衍生出其他更大的問題。

　　要是能在亞健康時積極地以生活型態加上營養醫學調理，是可以逆轉這些「小毛病」。接下來，我將提出如何成功地以功能醫學的方式，來矯正身體的各種症狀，透過這些案例幫助你一窺功能醫學的殿堂。

Chapter 1
我的腸子怎麼了？

＊成人便秘

案例：一位 35 歲服務於外商銀行的張小姐，體重約 60 公斤，原本二到三天解便的習慣在一次外調香港之後風雲變色。

她一天喝水不到 600 cc，早上匆忙起床後，簡單梳洗化妝，然後在住家附近買一杯黑咖啡加上一份吐司，中午跟大家叫一個便當，內容幾乎是少菜的雞腿便當或是叉燒便當，每個便當裡頭的蔬菜少得可憐，下班後會吃水餃或是拉麵，平均三天才吃到一份水果，回到家中後可能會處理一下主管交代的工作，偶而和朋友出去看電影，晚上 12 點上床睡覺。

　　在香港，幾乎是 5 ～ 6 天才有便意，而且在解便的時候必須花費 30 分鐘才能解得乾淨，所以每次上廁所時，都會有恐懼感，因為必須花費相當大的力氣才能將肛門口的糞便「擠」出來，有的時候眼冒金星，喘大氣，好似做了有氧運動一般，這情形一直持續一年。之後回到台灣，發生了痔瘡出血，趕緊掛直腸外科，原來是混合痔瘡破裂，主治醫師建議可能要開刀，她嚇死了，從沒想過在肛門開刀！她母親請她來找我尋求解決方法。

　　診斷：便秘、痔瘡、腸道菌相失衡

　　解方：我建議，每天起床時間要早些，晨起一杯 300 cc 溫開水，搭配益生菌以及魚油 2 粒，接著甩手 100 下，跳躍 50 下，然後吃早餐，以一杯 250 cc 溫豆漿（無糖為佳）配上加熱軟化的 2 匙麥片，另外再加上一顆雞蛋（荷包蛋或是水煮蛋都可以），之後去蹲廁所，家中是坐式馬桶，所以請她雙腳置於小板凳上，排便後以溫水沖洗肛門處。每天一杯黑咖啡可以，但是白開水要到達 2000 cc 以上，每天 2 份水果（約 2 個拳頭大小，以蘋果、奇異果、火龍果、橘子、木瓜、鳳梨等這類水果為優），煮熟蔬菜 5 份（約 2 碗半的量），吃飯儘量挑糙米

飯。運動一定要，我請她每日一定要走路 20 ～ 30 分鐘。晚上務必 11 點上床。

論述：她的問題在於水喝太少、蔬果量嚴重缺乏、缺乏規律運動、沒有養成定時排便習慣以及晚睡。如果吃完早餐去上廁所，比較容易產生所謂「胃結腸反射」，如此容易產生便意。而坐在馬桶時，雙腳置於小板凳上，身體往前傾，這會有醫學上稱為的閉氣用力（Valsalva maneuver）效應，可以增加腹壓，以促進排便。益生菌可以恢復腸道正常菌相，魚油可以利膽以及抗發炎，降低腸黏膜病變。甩手以及跳躍可以幫助喚醒腸道的蠕動，增進排便動力。她照這樣做一個月後，幾乎每日都可以排便，重要的是痔瘡消掉剩下如小米粒一般，上班體力也比較好，而且感覺皮膚色澤較紅潤，情緒也正面許多，還順便減重 2 公斤（這是她最津津樂道的）。

提醒：長期便秘如果不改善，未來痔瘡會更嚴重不說，還會增加大腸憩室症、肛裂、肝臟解毒力下降、口臭、皮膚老化、腦神經病變（如帕金森氏症）、憂鬱、生活品質低落、腫瘤（大腸直腸癌、乳癌）等的機率。

閉氣用力（Valsalva maneuver）

17 世紀時，由內科醫師 Antonio Maria Valsalva 命名。閉氣，會造成
胸腔內壓力增加、橫膈膜被向下推，配合胸腹部肌肉的用力，增加腹
部壓力，可以順勢將糞便推出肛門外。

大腸憩室症

低纖維飲食和運動量不足是造成大腸憩室症的主要原因。症狀包括腹
痛、腹脹氣、食慾不佳、排便習慣不規則等。

＊小兒便秘

案例：一位焦急的母親帶著 6 歲的女兒來，原因無他，就是
嚴重的鼻子過敏，加上容易夜咳，還有一個「附帶」的問題，
就是平均 5 天才解一次大便。因為經常看小兒科，所以也拿了
藥單給我看，大多數是針對症狀開的藥，包括抗組織胺、止咳
藥，還有軟便藥氧化鎂（MgO）。小女孩平均 9 點上床睡覺，

媽媽強調，生活都很正常，除了不愛喝水、不愛吃蔬菜以外，重點是她和先生並沒有過敏，不知道為什麼女兒的體質會這樣。

診斷：便秘、過敏、腸道菌相失衡

解方：我鼓勵小朋友多喝水，但是要依照兒童喝水「100、50、20」法則，也就是 10 公斤內每公斤 100 cc，第二個 10 公斤每公斤 50 cc，超過 20 公斤以上每公斤 20 cc，這位女童 21 公斤，所以她每日應喝 10 x 100 + 10 x 50 + 1 x 20 = 1520 cc，媽媽一聽猛搖頭，她幾乎每日喝水 600 cc 不到，差太多了。後來依照我的建議，開始鼓勵女兒喝足夠的水。

另外，我也建議抽血檢測過敏原，然後依照過敏原來降低過敏原暴露。請媽媽督促女兒一天吃兩份水果，加上三份煮熟青菜，並每日補充一匙益生菌。小朋友便秘的問題神奇地在一週後解決，過敏情形在兩個月左右大幅改善，因為感冒以及過敏就醫的次數也減少許多。媽媽說出她的心得：原來，透過食物、飲水、益生菌就可以改善便秘，再也不必擔心女兒變成藥罐子了。

論述：看似症狀治療的藥物，其實也可能有副作用。治療過敏的抗組織胺除了一般人熟知的嗜睡副作用，還有可能造成便秘。會造成便秘副作用的其他藥物還有制酸劑、抗憂鬱劑、鈣離子通道阻斷劑、利尿劑、鐵劑、鈣片、治療帕金森症的藥物 levodopa、嗎啡類止痛藥、以及一些精神科用藥。有便秘困擾的人，可以檢視一下現在服用的藥物有沒有這類處方。

長期以藥物氧化鎂來幫助排便，可能會鎂攝取過多。雖說鎂過多所造成倦怠、血壓過低、甚至是影響心跳及血壓的副作用不常見，但是類似這種以藥物（氧化鎂）來治療另一藥物（抗組織胺）副作用（便秘）的方式真的不要過久。

另外，過敏原檢測的確可以幫助過敏兒降低過敏發作頻率以及強度，減少服藥的機率。而益生菌同樣也可以幫助兒童重建腸道健康，調節免疫系統，降低過敏次數。

提醒：從小就長期使用藥物來幫助排便以及控制過敏，對於兒童除了可能增加肝腎負擔之外，還會使得腸道內自主攪拌蠕動的功能受到抑制，以至於成人後排便越來越困難，甚至還要用更強的瀉劑或是灌腸、洗腸來幫助排便，那就更困擾了。

＊腹瀉、腹脹氣

案例：40 多歲的王先生，是一名電子科技人員，在竹科上班，每日負責公司資訊相關業務，也要督促新軟體的研發。因為責任感重，加上妻子沒上班，在家持家並照顧一個小孩，經濟壓力算蠻大的，他經常在公司忙到八、九點才回家。

他在 30 歲時就經常有腹脹、腹瀉的問題，有的時候還會伴隨著肚子絞痛現象，一天上廁所平均 3 到 5 次，也看過幾家腸胃科診所，甚至做過 2 次的胃鏡以及大腸鏡。報告除了有輕度胃食道逆流以及大腸一顆小息肉以外，醫生說沒有「太大」問題，並且開了一些止瀉腸胃藥。他在忍受 10 多年的慢性腹脹、腹瀉困擾之後，來到我的門診，告訴我說：「醫生說我腸胃沒有太大問題，可能是太緊張，也有醫生認為是大腸激躁症。但這問題已經讓我生活一團亂，一個月前為了芝麻蒜皮小事，居然跟太太大吵一頓，連小孩都嚇到了。我真的覺得不能再靠止瀉藥過活了，劉醫師，請你一定要幫幫我啊！」

診斷：腸躁症、焦慮、腸道菌相失衡、腸漏症、慢性食物過敏

解方：我替他檢測慢性食物不耐，發現他對牛奶、小麥、奇異果過敏。他因為每日都需要提神，所以幾乎一天喝二至三杯拿鐵（含牛奶的咖啡）；早上幾乎都在家中附近的早餐店買三明治（含小麥麩質），加一杯豆漿；下午在公司會吃幾片不同口味的餅乾（有乳製品及麥麩），充饑順便解饞；中餐和晚餐都是吃公司叫的便當；奇異果是他的最愛。說到這，大家就知道牛奶、小麥麥麩、奇異果都是他經常碰到的食物。

我請他先戒掉這些食物，早餐儘量以中式早餐例如稀飯、不加油條的飯糰為主。我也請他每日睡前靜坐 10 分鐘，練習腹式呼吸，思考今天的好，不去想壞的。也請他在公司有空可以甩甩手，每週一定要去運動，至少三次。同時請他補充益生菌、麩醯胺酸、鈣鎂 D3 錠。說也奇怪，打從避開敏感食物之後，腹瀉馬上好了五成左右，而他認為只要避開過敏原，不用吃一些我建議的營養醫學補充品應該就足夠了。

但是結果並非如此，也就是症狀只好了一半。一個月後，他才開始我建議的營養處方，沒想到腹瀉、腹脹症狀的改善更明顯了，後來一天平均上廁所兩次，他告訴我說：「感謝主，讓我找到劉醫師。」三個月後，從未出現在我診間的王太太也跟

來，請我調理她失眠以及臉上長痘痘的體質，這就是「醫生緣」吧！

論述：長期腹瀉、腹脹，必須要考慮所謂的誘發因子（Trigger），這非常重要。有的患者自己經由經驗法則或者是藉由飲食日記，可以找出誘發腸道慢性腹瀉的原因，當然，醫生也可以藉由抽血找出潛在不明的過敏原。

任何食品添加物、加工品、防腐劑、化學合成添加物，都有可能造成腸道慢性發炎。

幫助腸道恢復該有的腸道菌相，益生菌應該每天補充 100 億以上。麩醯胺酸可以幫助修復腸漏現象，而鈣鎂 D3 錠可以有效緩解腸道平滑肌的異常收縮。

靜坐並練習腹式呼吸，可以幫助緩解造成腸躁自律神經失衡，不過這種情緒操練必須要持續一個月以上，才會逐漸產生神經穩定效果。

麩醯胺酸

麩醯胺酸（Glutamine）是人體血液與肌肉中含量最豐富的胺基酸。足量的麩醯胺酸有助體內各種蛋白質的合成以及受損組織的修復。因此當遇到嚴重創傷如手術、放療與化療、大面積燒燙傷或長期住院時，體內麩醯胺酸的量會下降，因此不少人會建議在這時候額外補充以協助組織修復。

腸漏症

如果長期食物不耐，食物過敏分子會刺激腸道黏膜以及腸道淋巴組織，使腸黏膜細胞產生間隙，如此一來，許多食物的過敏分子、毒素、壞菌等物質因此經由受損的腸子細胞間隙滲入淋巴液及血液中，引起全身免疫的失調，產生許多慢性症狀，包括皮膚過敏、鼻子過敏、氣喘、頭暈、頭痛、慢性疲勞、大腸腸躁症、自體免疫疾病、肌肉疼痛、關節發炎、憂鬱症等，可以說是百病叢生，這都是因食物不耐而引發腸漏症所致。反過來說，若因藥物或腸內壞菌過多等其他因素造成腸漏症，使得許多未分解完成的食物大分子（尤其許多過敏原即是大分子蛋白質），從腸漏縫隙滲入血液及淋巴液中，誘發食物不耐反應，也會產生上述的症狀。

提醒：長期不明腹瀉、腹脹、或是大便習慣改變，一定要做糞便檢查、甚至是大腸鏡，以排除如腸道慢性感染或是大腸癌等重大疾病可能。

Chapter 2
妳失調了嗎？

＊停經症候群

案例：一位 56 歲的方女士，從事網路拍賣的事業，在一片不景氣當中，仍然擁有不錯的業績，兩個小孩都唸大學了，老公的工作也滿穩定，不過，兩年前她的身體開始出現了一些狀況。首先是經常失眠，入睡常常要超過半小時才能睡著，而且由於半夜經常頻尿，需要起床，導致白天精神不濟，記憶力大為下降，連帶網路訂單經常看錯。

另外，由於陰道比較乾燥，導致和先生在一起時會性交疼痛，甚至還造成膀胱發炎，吃了好幾回抗生素。晚上還不時出汗，冬天時更痛苦，不蓋被子冷得要命，蓋了被子半夜猛出

汗，又必須掀開棉被，搞的老公開口大罵。月經已經一年多沒來，只好求助婦科醫師看診，醫師開給的藥物是荷爾蒙以及安眠藥，她又擔心會致癌，所以找到我這，看看營養調理有沒有辦法。

診斷：停經症候群、失眠、焦慮

解方：我請她每日喝些豆漿，可以的話每餐都有豆製品，包括豆腐或者是毛豆、黑豆，中午以後必須禁止咖啡及茶品，一天喝水 2000 cc，但是晚餐後，喝水量必須減少。

一天可以吃一小把原味堅果，另外必須改掉吃甜食的習慣，下午 5 點左右去操場快走 30 分鐘，建議愛美的她除了臉部以外，手腳儘量曬到太陽。

多吃十字花科的蔬菜，例如花椰菜、大小白菜、青江菜等。水果一天兩份，最好包含有莓果類。

準備私密處保濕凝膠，可以降低性交疼痛帶來的焦慮感。

此外，也開給胺基酸螯合鎂以及褪黑激素給她睡前服用。三個月後，方女士睡眠明顯改善，盜汗狀況幾乎不再發生，而且對於老公的要求不再懼怕，這點她超滿意的。

論述：大豆製品含有的大豆異黃酮已經證實可以改善更年期以及停經後的生理不適，而且並不會增加致癌機率。咖啡因絕對會影響睡眠腦波，加重失眠情形，如果要喝，應該在早餐後比較適當。

下午運動並曬些太陽，可以增加腿部肌肉活力、骨骼強度以及身體維生素 D 的合成，對於停經婦女的骨質密度保健有加乘的正面效果，也可以讓自律神經比較平衡，幫助入睡。

堅果可以提供好的蛋白質以及微量元素鋅、硒，有助於免疫系統功能的維持。而十字花科蔬菜可以降低有害荷爾蒙以及雌激素對於身體乳房、卵巢的刺激。莓果類水果含有的花青素、鞣花酸可以預防泌尿系統的感染，鎂對於放鬆相當有效，褪黑激素則可以幫助停經婦女的睡眠深度加強。

提醒：目前治療更年期或是停經不適的荷爾蒙藥物，是含有

雌激素及黃體素的合併荷爾蒙補充藥物，一般婦產科醫師認為不致於增加乳癌或是其他婦癌的機率，而且可以降低骨質疏鬆、心血管疾病的風險。不過如果可以用比較自然的飲食生活調理，來達到改善停經症候群，更是安全無慮。

但如果單靠飲食仍無法降低生活上的種種不適，功能醫學醫師所用的大豆異黃酮是相對安全的。一般是使用 40 到 80 毫克，而自己去購買的異黃酮補充品可能高達 300 毫克，這劑量也是太高了，建議要跟醫師討論。

花青素

花青素具有深入細胞保護細胞膜不被自由基氧化的作用，具有強力抗氧化和抗過敏功能。紫色茄子、紫甘藍、紫色地瓜、黑醋栗、藍莓、蔓越莓、李子等紫色蔬果，以及草莓、番茄、紅葡萄、蘋果等紅色蔬果，都富含花青素。

鞣花酸

存在於黑莓、覆盆子、草莓、蔓越莓、山核桃、石榴、枸杞等植物中的天然酚類抗氧化劑，具有抗增生和抗氧化的特性，能抑制某些致癌物與 DNA 結合，保護細胞。

褪黑激素

褪黑激素（melatonin）是大腦內松果體生成的一種荷爾蒙，人在接近入睡時便會開始分泌褪黑激素，並在半夜達到高峰，早晨醒來之前，體內褪黑激素的濃度便會逐漸下降。褪黑激素與睡眠的時間息息相關，在醫學上也慢慢運用來調整睡眠，尤其是時差的問題。其作用還包括延緩老化、預防心臟病、糖尿病及白內障、甚至預防並治療癌症。

＊早發性停經

案例：32歲的大學講師小茹之前在英國攻讀生化博士，自我要求高，她凡事都按照一定步驟完成，所以在家人及朋友眼中是不折不扣的模範生。但是她帶著相當焦慮的心情來找我，因為她的月經已經停了8個月了。

為了這件事，她去看過婦科醫師，因為雌激素過低，醫師告訴她是卵巢早衰，便開給她荷爾蒙治療。她非常擔心自己這麼年輕就要使用荷爾蒙，因為她有兩個阿姨罹患乳癌。身高165

公分，體重卻只有 42 公斤，每天晚上都拖到凌晨兩點多才睡，因為她認為這樣才能靜下心來寫研究計畫以及教學相關資料，一天只吃午餐及晚餐，水也喝得少，但黑咖啡一天三杯少不了。我看了她的飲食紀錄直搖頭說，「虧妳唸的是生化博士！身體代謝機制你應該很熟悉，這完全是營養不良所導致的早發性停經啊！」

診斷：早發性停經、貧血、肌少症、營養不良

解方：我為何會說這個病例是營養不良呢？因為除了查出貧血之外，血液分析後發現所有的營養素幾乎都缺乏，包括維生素 A、D、E、C、輔酵素 Q10、omega-3 脂肪酸、葉酸、B12 等。又因為蛋白質攝取嚴重不足，導致肌少症。她是學科學的，所以我一拿出檢測數字她就很清楚了。我請她一定要吃三餐，早餐一定要有豆漿、一顆水煮雞蛋、兩份水果。

中餐與晚餐一定要有豆腐、毛豆以及肉類，如果方便的話，可以吃一些山藥燉瘦豬肉。同時補充天然大豆異黃酮 40 毫克，以及 B 群維生素，咖啡以每日兩杯為限，晚上一定要在 12 點以前人睡，因為住家的公共設施有健身房，請她一週至少運動

三次，每天喝水至少 2000 cc。結果月經在調理第二個月之後就來了，她說看到月經來了超級高興，覺得自己又像個女人了。

論述：這類近乎自虐式營養不良的女性越來越多。早發性停經又稱為早發性卵巢衰竭，原因包括染色體異常、卵巢切除手術後、化放療之後、自體免疫疾病、環境毒素、骨盆腔感染。在以荷爾蒙療法調理時應先看有沒有營養不良的情形，天然黃豆含有的異黃酮還是應先考慮，而山藥含有的薯蕷皂甘素（Diosgenin）可以轉換成荷爾蒙先質去氫表雄固酮（DHEA），雖然食療的轉換效率不佳，不過不無小補。

肉類不只是補充蛋白質，它所含有的膽固醇也是合成荷爾蒙及維生素 D 的原料，這也不可少。簡單說，不管是有意或無意所造成的營養不良在現代還是常見，而且影響的不光是卵巢，還包括腦神經傳導物質、腎上腺激素、甲狀腺等。

提醒：早發性停經，意味著卵巢功能的喪失，尤其是尚未生育的年輕女生更要注意，千萬不要以為月經不來反而比較方便（我還真的聽過一位上班族女性如此說過）。女性的平均壽命高於男性，有一說法就是隨著規律月經所排出的經血，會將人體

多餘的鐵排出，降低鐵帶來的自由基活性氧的傷害，而且還能定期排除子宮內膜組織，降低子宮內膜病變的機率，兼具有排毒的功能。

＊更年期

案例：48歲的蔡小姐是一位鋼琴老師，學生上課排得滿滿的，讓她非常自豪於自己的教學。3年前，她開始注意到自己容易腸胃脹氣、消化不良、口臭、口乾舌燥，眼睛也經常乾到必須看眼科點人工淚液，此外臉部經常一陣發紅，天氣涼爽時仍要用電風扇來紓緩臉部潮熱與怕熱的情形，讓學生誤以為她容易發脾氣。

直到2年前有醫師建議她看免疫風濕科，結果居然被判定為俗稱乾燥症的修格蘭氏症候群，必須服用免疫調節劑還有類固醇，醫師還開給她重大傷病卡。這是一種自體免疫疾病，也就是白血球不好好去打壞人，反而產生了自體抗體，攻擊自己的唾液腺、淚腺以及陰道、尿道腺體，導致全身黏膜乾燥，這時又碰上更年期的症狀，真的是火上澆油。她來找我的時候，光

在診間就流淚流了 10 分鐘，因為她真的很痛苦，又不想依賴藥物，問我該怎麼辦。

診斷：更年期、乾燥症、腸漏症、慢性食物不耐

解方：我幫她檢測發現她確實有嚴重的腸漏症，還有嚴重的慢性食物過敏，包括牛奶、蛋白、鮭魚、鱈魚、蝦子、花生、奇異果、鳳梨等，囑咐她這些食物宜避免 1 到 3 個月，愛喝咖啡的她也聽從我的建議先戒掉。為了減少壓力，請她務必將教學課程減少，好讓自己有時間運動、並料理自己的三餐。料理使用苦茶油、橄欖油、玄米油、酪梨油這類單元不飽和脂肪酸高的油來低溫料理食材，每日攝取一些堅果、豆腐、豆漿等，補充魚油、大豆異黃酮、琉璃苣油、益生菌及麩醯胺酸。半年後，蔡小姐的乾燥問題明顯改善，免疫風濕的藥只剩下一週兩次的免疫調節劑。

論述：面臨更年期的女性 10 個會有 2 個有類似乾燥的問題，不過要真的被免疫風濕科醫師診斷到修格蘭氏症還必須有其他許多條件。但是荷爾蒙失調加上黏膜乾燥，真的會讓許多女士們憂鬱的。

好油在這時候就非常重要。含單元不飽和脂肪酸較高的油能幫助抗發炎，低溫料理可以確保油不會酸敗，魚油也含有可抗發炎的 omega-3 脂肪酸，而亞麻仁籽油這類的 omega-3 脂肪酸含有的 α-次亞麻油酸 ALA 可以添加在食物中，但是必須要轉換到魚油裡頭的 EPA 以及 DHA 才能真正達到抗發炎的功效。

而琉璃苣油與月見草油含有的 γ-次亞麻油酸 GLA 是唯一具有抗發炎的 omega-6 脂肪酸，許多人宣稱月見草油是一種荷爾蒙，這是錯誤的。一般自體免疫疾病或是嚴重異位性皮膚炎患者，我會建議魚油搭配琉璃苣油來做補充，會有不錯的抗發炎成效。

提醒：更年期的診斷必須經過婦產科醫師判斷，並且至少做一次婦科超音波檢查，看看有沒有子宮內膜增厚、肌瘤、卵巢囊腫等病變，千萬不要自己去找宣稱含有不明荷爾蒙的抗老產品，反而導致癌症發生。

Chapter 3
女人的難言之隱

＊白帶

案例：沒有女生喜歡談論這問題，一旦去找醫師治療的時候，大多是自己已經無法忍受、甚至是被枕邊人嫌棄的程度。37歲的陳小姐在超商上班，輪三班的她自認為還滿喜歡這個工作，不過，因為白帶問題持續困擾著她多年了，也經常去婦產科醫師那裡報到，有醫師說她是細菌性陰道炎，也有醫師說她是陰道念珠菌感染，因此一年到頭，不是吃醫師開的抗生素，就是聽醫師的建議使用陰道抗黴菌塞劑，可是問題時好時壞，也因為經常吃抗生素，弄的肚子不時腹瀉、絞痛，尤其是當一個人顧超商沒有辦法跑廁所的時候，甚至發生腹瀉在內褲上的窘境。

在超商上班，為了圖方便，她幾乎都是吃超商內的方便餐，冷便當微波加上一杯加糖拿鐵是家常便飯，一天大約只喝一瓶 600 cc 的瓶裝水。後來因為老公嫌她私密處有魚腥味，甚至也不跟她行房，嚴重打擊她的自信心，多次回到家中洗澡時看到內褲的分泌物增加而陷入憂鬱情緒，甚至還一度掉淚。她的一個姊妹淘看不過去，請她來找我，看看我有沒有辦法幫助她。

診斷：慢性陰道念珠菌感染、腸漏症、腸道菌相失衡、免疫力低下

解方：念珠菌是一種常見的真菌，不光是陰道，連口腔黏膜都有可能因為免疫力低下造成感染。既然反覆使用陰道塞劑已經無法斷根，這時就必須從免疫體質調理著手，我請她不要再依賴超商的便當，一天至少要吃煮熟的蔬菜 3 碗量，最好包含一份菇類，並且喝水 2000 cc 以上，「糖」必須禁止。

我也建議她，如果可以，每日吃些大蒜或是洋蔥沙拉，不要再輪大夜班，晚上儘量 11 點前入睡。我還幫她補充婦女益生菌、維生素 D、微量元素鋅、維生素 B 群、以及含有大量花青素的纖維補充品。兩個月後，她回診告訴我剛開始戒糖好痛

苦，無法很快入睡，但是想到老公嫌棄她的話語，因此咬牙完
全配合我的建議，後來婦科感染改善了七八成，她真的覺得不
可思議，還抱怨說過去吃了一大堆的冤枉藥。半年之後，她幾
乎忘記慢性陰道感染這檔事。

論述：慢性陰道念珠菌感染，有的時候跟細菌感染不易分
辨，除非做黴菌或是細菌培養，因此大多數醫師會依照「經
驗」法則給予殺黴菌的藥，或是殺細菌的抗生素，但是抗生素
殺細菌的同時也殺掉腸道好菌，導致腸道菌相失衡，容易產生
腸漏症導致發炎。而念珠菌嗜吃糖，**如果不戒除精製糖，念珠
菌就不易根斷。**

免疫系統健全的話，比較容易治癒念珠菌感染，換句話說，
如果是罹患愛滋病、長期服用類固醇或是免疫抑制藥物、長期
熬夜、飲食失衡、缺乏運動等也會導致免疫力低下，而增加感
染的機率。

我請她多吃蔬菜就是希望改變腸道菌相偏向好菌多，而婦女
益生菌是一種專利益生菌，這類益生菌可以移動到陰道及膀胱
黏膜，降低壞菌的量。

　　而菇類含有多醣體以及麥角固醇（維生素 D2 前驅物質），可以調節增加免疫功能，B 群維生素、維生素 D 以及鋅對於白血球 T 細胞、B 細胞以及抗體形成有幫助。規律睡眠對於免疫力提升、降低慢性感染也相當重要。

　　提醒：白帶的原因除了單純的生理性白帶、細菌性陰道炎或是慢性念珠菌感染以外，要特別注意屬於性病的陰道滴蟲感染，如果確定是這種原蟲的話，連性伴侶也必須一起治療，而且要篩檢 HIV 愛滋病感染的可能性，如果沒有根治的話，復發率高不說，還會增加懷孕婦女早期破水、早產以及低體重兒的風險。

*月經疼痛、水腫

　　案例：35 歲的阿美是某醫院開刀房的護理師，平時與同事相處得相當愉快，雖然在開刀房忙起來的時候，準備器械、面對患者的緊急處置、應付醫師給予的高度壓力以及評鑑時的雞毛蒜皮瑣事都還可以泰然處之，但是，她最怕的就是每個月的月經來時，下腹疼痛、脹氣、胸悶、水腫、情緒低落才是她最

大的痛點。為了這件事，她幾乎每個月都要吃 ponstan 止痛藥 2 到 3 顆。

還有一個陰影一直存在她心中，24 歲時她交了一位男朋友，因為月經來之前的不適拒絕男生進一步要求，這居然成了男生離開她的理由。從此以後，她拒絕許多的異性緣，認為自己單身一輩子算了。

但是她的母親很著急，因為是我的 FB 粉絲，所以親自帶她來找我，希望我提供一些營養保健方法。由於阿美是醫療人員，所以在診間很快就能聊起來，她經常上大夜班，因為大夜班薪資比較高。開刀房幾乎天天會訂飲料，她最喜歡的就是半糖、微冰珍珠奶茶。另外因為上夜班居多，所以幾乎都是睡到中午以後起床，然後在外頭買一些乾拌麵加一些滷味當第一餐。問到運動情形，她苦笑，幾乎沒有。還有，為了提神，她一定每日喝一杯三合一咖啡，來源是大賣場打折時努力進貨來的。我聽到這，猛搖頭，怎麼這樣糟蹋自己！

診斷：經痛、生理性水腫、營養失衡

解方：我建議她儘量改為白班或是小夜班，可以的話，每日多走路上班，順便曬曬太陽，早餐一定要喝到無糖豆漿加上黑芝麻一匙（其中的維生素 E 以及芝麻多酚可降低引起生理痛的發炎物質），也可以每 2 至 3 天喝一些紅豆湯，加的糖以黑糖為主，一顆雞蛋，一份水果，中餐及晚餐煮熟蔬菜量需達到 3 碗量，最好有些十字花科的蔬菜、一些豆腐、小型魚，如果可以配些薑絲更好。

生菜較寒而且易含有細菌，會增加腸道細菌感染以及腸漏症機會，建議不要吃。而三合一咖啡以及飲料因為含糖、乳化劑、香精、氫化油，會增加身體發炎及肝臟負擔，所以一律禁止。每日喝溫開水 2000 cc，晚上洗完澡吹頭髮的時候，順便用吹風機吹足內踝上頭 4 到 5 公分處約 5 分鐘。

我也建議她每日服用些營養處方，包括鈣鎂 D3 錠、魚油、琉璃苣油、益生菌等。

3 個月後阿美回診，她告訴我，她的經痛居然減輕到不需要吃藥了，更有意思的是她交了一位在台中科學園區上班的男朋友，母親在旁邊笑得合不攏嘴，一直跟我道謝。

論述：原發性月經疼痛是因為子宮內膜前列腺素 PGF2α 以及 PGE2 增加或是失衡，導致子宮靜態張力增加、子宮肌肉以及血管收縮、缺氧，引起發炎、疼痛，而熬夜、睡眠不足或是經常性輪大夜班，會增加經痛的頻率以及嚴重度。

運動不足或是體內維生素 D、鈣、鎂缺乏，也會加重經痛程度，所以我請她每日多走路，順便曬太陽，促進皮膚合成維生素 D。

黃豆含有的異黃酮以及植物蛋白很適合女性來補充。紅豆含有蛋白質、纖維以及花青素，稍有利尿作用，而黑糖含有少量鈣、鉀、鎂、鐵等礦物質，絕對比精製糖營養，而且可以幫助舒緩經痛程度，其他含有精製糖的飲料、甜點應該避免。

薑絲具有薑辣素、薑烯醇等抗發炎營養素，魚肉含有omega-3 抗發炎脂肪酸，而羽衣甘藍、花椰菜、黑芝麻皆含有鈣質及纖維，加上我建議補充的鈣鎂 D3 錠、魚油、琉璃苣油都可以幫助緩解經痛的發炎程度。

用吹風機吹足內踝上頭 4 到 5 公分處 5 分鐘，這裡是「三陰

交」穴位，以熱風吹此穴位有類似灸療作用，對於自我調理經痛很有幫助。不過懷孕期，不宜刺激此穴位，因為會有刺激宮縮的反效果。

提醒：經痛，除了所謂原發性經痛以外，還有續發性經痛，包括子宮內膜異位、骨盆腔發炎、子宮肌腺症、子宮肌瘤、子宮內避孕器、或是卵巢囊腫等，都有可能造成經痛。所以如果經痛持續，還是先請婦產科醫師檢查確認病因，然後對症治療，不過我提到的營養功能醫學調理絕對是相當重要的。

Chapter 4
男人的難言之隱

＊男性更年期

案例：57歲的張先生一天一包菸，是一家生技公司的經理，平時忙於公司業務以及勤跑世界各地，確實為公司穩定的財務貢獻良多，自家的產品包括一些中草藥，因此吃自家產品來保健身體是理所當然。說得也對，自己的東西如果不敢吃，那要怎麼說服消費者啊。身高170公分的他，體重從40歲時的70多公斤來到了目前的90公斤，健檢數字也不斷出現一些紅字，包括膽固醇、空腹血糖、尿酸、發炎指數 hs-CRP 等。

不過，健檢報告最讓他在意的是男性荷爾蒙睪固酮極度偏低，因為他認為最近與太太在一起時經常呈現「三秒交」的情

形，當然，太太並不會太在意，畢竟是老夫老妻了，實在也無從計較。事實上，他太太最在意的是他睡覺打呼非常嚴重，甚至嚴重到呼吸暫停超過半分鐘以上，經過醫院睡眠中心檢查發現是重度阻塞型睡眠呼吸中止症，醫師建議睡覺時要戴上睡眠呼吸正壓儀器 CPAP 以提升血氧濃度。

另外又因為做事提不起勁、不太愛說話，去看身心科醫師，結果被判定輕度憂鬱症，還開了抗憂鬱劑以及幫助睡眠的安眠藥。結果一吃安眠藥後，打呼更嚴重，白天疲倦感也加重了，在所有醫師的處方下總共吃了 8 種藥物。一次機緣下看到我的書，直接殺到我門診告訴我：「劉醫師，拜託，我實在不要吃那麼多藥了，你看我要怎麼樣才可以減藥，我完全配合。」

診斷：男性更年期障礙、勃起功能障礙、肥胖、憂鬱症、睡眠呼吸中止症、新陳代謝症

解方：這類患者必須在生活型態上大翻新。首先，擬定減重計畫，戒菸、戒糖、戒酒（他還真的做到了），主食米飯類減半，每日煮熟蔬菜約 4 碗的量，蛋白質以雞蛋、豆腐、豆漿、白肉為主，可以多吃大蒜及洋蔥，以及適量山藥湯。而吃飯的

順序以湯、菜、肉、飯或是水、菜、肉、飯的順序來進食，這樣可以幫助減少每一餐的熱量 200 ～ 300 大卡。炸物、糖醋、火鍋湯頭、動物內臟不可以碰。利用手機 App 軟體計步器，每日一定日行萬步。他因為有認識的教練，所以開始每週 2 次，每次維持 1 小時的核心肌群訓練，訓練前後補充蛋白質粉各約 20 克。另外他跟公司其他主管討論，希望降低他出國洽商的機會。還有，我請他務必先戴上 CPAP，矯正睡眠時缺氧的狀態。

他真的很認真，也體認到健康的重要性，所以幾乎我建議的生活飲食調理都照單全收。我也開給一些營養醫學食品，包括魚油、輔酵素 Q10、維生素 E、活性葉酸 B 群、精氨酸等給他服用。結果在 2 個月後，藥物全部停掉，久違的早上升旗典禮（男人說的陰莖勃起）又出現了，情緒也正面許多，還想規劃騎單車環島。

3 個月後，他的體重減少 6 公斤，再次驗血，除了低密度膽固醇還稍高以外，其他數值都正常，更妙的是，他體內睪固酮又來到正常值了。1 年後，他的睡眠呼吸中止程度從重度降到輕度，晚上睡覺打鼾少了相當多，連 CPAP 也不用戴了，這是他以及他太太最高興的事。

論述：男性更年期一般人並不重視，一方面是男性被塑造成的角色就是剛毅、堅強、有淚不輕彈，所以如果要承認「他比較不男人了」是有些困難。張先生因為長期壓力、飲食不均衡、缺乏運動，造成肥胖以及代謝症，而這又會造成睡眠呼吸中止症，嚴重的呼吸中止症會造成夜間睡眠缺氧，不但睡眠效率奇差，而且是「越睡越差」，所有以上狀況會加速動脈硬化，以及睪固酮製造下降，接著就是全身血管硬化。當然，男人只會注意那話兒的反應，當陰莖動脈受損，勃起功能障礙必然發生。

不過在沒有確實改善體重之前，CPAP 最好還是要戴，以免因為睡眠時缺氧，造成中風或是心肌缺氧的現象。魚油、輔酵素 Q10、維生素 E、活性葉酸 B 群、精氨酸等營養品對於維護動脈內皮健康、提升一氧化氮 NO、促進血管舒張有幫助。

提醒：許多男士因為勃起困難就使用威爾剛或是犀利士等壯陽藥，如果本身有心血管疾病、又在服用藥物的患者，要注意可能造成低血壓、頭暈、跌倒的風險，所以最好是從改善生活飲食型態，加上適當的營養補充來改善。如果要使用睪固酮補充藥物，也必須在醫師指示下使用，並監測攝護腺癌指標

PSA，這樣才比較安全。

＊精蟲稀少

　案例：38 歲的丁先生，平時在一家塑膠加工廠上班，年輕時擔任操作員，好不容易在 8 年後升任主管，也娶了在同一公司工作的美女。結婚後一直努力做人，可是老婆肚皮一直沒有動靜，媽媽也經常提到想要抱孫子的想法，一次去不孕症中心檢查後，發現太太沒事，反而是他的精蟲數目每 cc 少於 1000 萬（正常數目應該是每 cc 超過 2000 萬隻），而精蟲活動力低於 30%（正常應該高於 50%）。回到家後，看著母親，想著自己是獨子，壓力油然而生，老婆倒是一直安慰他，說現在不孕症門診科技很厲害，不用擔心。

　後來有朋友推薦他去中醫調理，調了 2 個月，才又跑到我的門診。我幫他檢驗身體微營養狀態，發現他的血液中 omega-3 脂肪酸極低，其他如鋅、維生素 E、輔酵素 Q10 都不夠，更麻煩的是他尿液中的塑化劑代謝物雙酚 A、壬基苯酚都超高，這著實讓他吃驚。

診斷：精蟲稀少、塑化劑過高，營養素失衡

解方：我請他每日喝足 2500 cc 白開水，不可以喝保特瓶裝水，一定要使用不鏽鋼或是玻璃杯裝水，多吃蔬菜，尤其是十字花科，每日吃一把原味堅果，每天吃一份魚，以中小型魚為主，如鮭魚、鯖魚、秋刀魚、沙丁魚等。內褲要穿寬鬆的四角褲，重要的是在工廠不要接觸塑膠加工品，雖然他是主管，不過這也莫可奈何，否則一定要戴上內襯棉質的手套，吃飯前一定要洗手。我也請他補充天然魚油、胺基酸螯合鋅、維生素 E、輔酵素 Q10 以及十字花科吲哚萃取物。

論述：男性的不孕問題已經是現代夫妻生兒育女的隱憂，尤其是壓力過大、營養素不均衡都是原因。丁先生自認為有吃三餐營養素就夠了，殊不知精子活動力跟 omega-3 脂肪酸濃度、鋅、維生素 E、輔酵素 Q10 都有關，尤其是輔酵素 Q10 是精子尾部發電廠粒線體的能量來源，試想如果發電廠沒有能源的話，如何發電？

而現代醫學研究也已確認塑化劑會影響精子數目與活動力，尤其是酚類的雙酚 A 以及壬基苯酚都是精子的重大殺手，不幸

的是丁先生都中了，我猜應該是長期喝公司內的瓶裝水或是公司是塑膠工廠惹的禍。

而十字花科蔬菜，如花椰菜、大小白菜、青江菜等含有異硫氰酸鹽及吲哚，可以加強肝臟排毒。

當然大量喝水，也可以幫助排出塑化劑代謝物，但是絕不能再喝到瓶裝水，因為 2017 年美國紐約州立大學分析 9 個國家 11 個知名品牌瓶裝水，發現居然有九成三含有塑膠微粒，這真是太可怕了。

後來我持續追蹤這個病例，半年後他太太來找我調身體，因為「她」懷孕了。喔！我還記得那天的門診我心情超級高興的，因為幫助這對夫妻做人成功了。

提醒：營養療法調理之前，最好先確認不孕夫妻的「責任歸屬」，到底是先生的問題、還是太太的問題，亦或是兩者都有問題，再來作調理比較恰當。

Chapter 5
小困擾真煩惱

＊落髮

案例：32 歲的曉珍來到我門診，進入診間時還有 2 個死黨朋友陪伴著她，她們三位都在桃園某電子加工廠上班。曉珍看起來膚色相當不好看，濃妝豔抹的裝扮下，無法掩飾紅色脫屑的臉皮，重要是，當她低頭讓我看頭皮的時候，我看到了稀疏的頭髮，她告訴我，最近頭髮掉的兇，不知道為什麼。

她們公司必須輪值三班，而且曉珍和另兩位死黨都有抽菸的習慣，此外，她幾乎每天都外食，而且都喝一杯半糖手搖飲料，一天喝水不超過 600 cc，生理期相當不規律，經前症候群嚴重，不時吃止痛藥和胃藥，排便習慣也不好，平均 3 天才排

一次便。看診時，她們三位你一言，我一句，互相吐槽，看得出來感情相當好，可是言談之間可以了解，她們對於健康知識貧乏得可憐。曉珍看過一些醫生，可是問題時好時壞，甚至有醫生建議頭皮施打類固醇，曉珍的主管建議她到台北找我，看看有沒有辦法調理。

診斷：落髮、慢性濕疹、慢性食物不耐、貧血、營養失衡

解方：曉珍 155 公分，體重只有 39 公斤，營養真的失衡很大。經過檢測發現她的血紅素只有 9.8 mg/dl，其他身體的營養素包括維生素 E、維生素 C、維生素 D、鐵、維生素 B12、葉酸、微量元素鋅通通過低，而且肌肉量也相當不夠，食物過敏原檢測發現她對小麥、牛奶重度過敏。

當然，我依據這些報告跟她解釋，希望她先戒掉手搖杯的習慣，一天喝水 1500 cc，小麥麩質相關的食品包括麵包、餅乾等，以及奶製品也應該先停掉 3 個月。我也「拜託」她戒菸，她說看在醫生這麼有誠意的份上，儘量戒看看了。

為了補血，我希望她每天吃 2 份肉類，包括 1 份白肉及 1 份

紅肉，蔬菜也請她一天 3 碗煮熟的蔬菜，加上 2 份水果。剛開始她有意見，認為這樣會發胖，我告訴她「你都營養不良了，還怕胖？」同時也請她不要值大夜班，晚上一定要在 12 點前就寢。我還開了一些營養補充品，包括綜合維生素、維生素 C、活性 B 群維生素、天然魚油以及鋅等。

論述：以曉珍這個個案來說，抽菸、輪三班的工作、又貧血等營養失調，頭皮毛囊細胞一定會稀少，甚至產生禿髮，所以我請她一定要補充足夠營養。而維生素 C 可以促進食物中的鐵質吸收，B 群維生素中的 B6、B12 及葉酸都是造血必需的元素，缺一不可。針對食物不耐檢測的報告來避開敏感食物，可以降低身體發炎以及自體免疫的情形，不但可以改善落髮，也可以一併調理她的皮膚慢性濕疹問題。

3 個月後，皮膚濕疹好了九成不說，體重增加到 42 公斤，血紅素上升到 11 mg/dl，排便順暢，生理期也相當規律。6 個月後，頭髮明顯較之前茂密許多，也重拾自信，她旁邊的兩位姊妹淘居然也跟她一起戒菸成功，讓我超級感動。

提醒：皮膚科醫師診斷落髮有專門醫學用語，包括雄性禿、

圓形禿、藥物引起之禿髮、拔毛癖、休眠期禿髮、感染性禿髮
等等，造成的原因有許多，包括壓力、荷爾蒙失調、甲狀腺功
能失調、腎上腺功能失調、熬夜、貧血、營養失調、自體免
疫、化療藥物、梅毒感染、黴菌感染、毒物等，還是要先請醫
師確定看原因可能為何。

＊口臭

案例：28 歲的小萍，是一位醫檢師，在一家市立醫院檢驗
部上班，生活還算是過得去，不值大夜班的她，平時喜歡看電
影，如果能買些影城販售的爆米花、可樂、再加上炸雞塊，簡
直是人生一大享受。

不過，她的日子真的很快樂嗎？不是的，因為她有非常惱人
的困擾，就是「口臭」。由於口臭，她一直不敢交男朋友，怕
口臭導致和男生親吻時會被嫌棄。她每天三餐飯後必刷牙，也
看過牙科，並沒有牙周病。耳鼻喉科檢查過，沒有鼻竇炎或是
扁桃腺結石，甚至還在腸胃科照過胃鏡，除了一些些胃酸逆流
之外，並無特別狀況。還有醫生認為她太鑽牛角尖，建議她去

看身心科。一次機緣下，她看到我的網路文章，立刻掛號找我看診。

因為她已經做過大多數的檢查，所以我特別以功能醫學的角度來看。她水喝的不多，排便也不順暢，幾乎每天喝飲料、吃甜食，在幫她檢測急性與慢性食物過敏原、腸漏症檢查以及肝功能之後，發現她有嚴重的腸漏症，另外她對小麥、牛奶及雞蛋呈現嚴重食物不耐，這可能是造成她口臭的原因。

診斷：口臭、腸漏症、慢性食物不耐、便秘

解方：首先，她體重約 55 公斤，所以請她每日喝水至少 2000 cc，並且戒甜食，看電影可以，但是只能帶水進場喝，影城販售的甜食飲料一律禁止，光是提到這點她就皺眉頭，不過為了改善口臭，她也只好妥協。

三餐飲食蔬菜要達到 6 份，也就是煮熟青菜 3 碗量，尤其是綠色蔬菜，因為綠色蔬菜除了纖維以外，還含有大量葉酸及葉綠素，對於腸道生理健康、肝臟解毒都有助益。另外，雞蛋、牛奶及麥麩相關食品先避免 3 個月。

　　因為她還是希望能夠喝些含有咖啡因的飲料來提神，所以我建議她每日喝一杯綠茶，但是喝完綠茶仍需補充足夠的水。我也建議她每日補充一些益生菌、麩醯胺酸、B 群維生素、乳薊草萃取物等營養補充品。結果才 2 個星期，她的排便明顯改善，氣色也變得好多了，而且體重 1 個月瘦了 3 公斤，口臭改善許多，她之前沒有提到過的慢性陰部感染也「不小心」好了。

　　在一次回診的時候，她告訴我，現在才知道原來生活型態和飲食營養影響一個人那麼大，對於自己完全沒有營養學概念，她覺得真的是糟糕。至於後來有沒有交男朋友，因為涉及隱私，我就不方便過問了。

　　[論述]：甜食會引起口腔以及體內細菌、念珠菌的增殖，不僅僅會引起口臭，還會造成婦女陰部容易感染。

　　腸道的健康非常重要，所以足夠的纖維是第一步，而多吃深綠色的蔬菜對於肝臟排毒頗有幫助，這也呼應老祖宗的智慧「青色入肝」。

「慢性食物不耐檢測」之後實施食物輪替，可以降低敏感食物引起的腸漏症，減少毒素及過敏原滲入體內，而麩醯胺酸可以幫助修復腸漏，乳薊草萃取物可以幫助肝臟解毒，綠茶內的兒茶素及茶多酚可以抑制口腔內細菌，降低口臭程度，但是綠茶仍有些許的咖啡因，有利尿作用，所以仍需補足水分。

提醒：口臭原因太多了，包括鼻竇炎、鼻息肉、扁桃腺炎或是結石、齲齒或是牙周病、胃食道逆流、長期打呼、睡眠呼吸中止症、抽菸、熬夜、嗜吃甜食、脂肪肝、肝炎、腎臟功能衰退、自律神經失調、頭頸癌化放療後、乾燥症、服用慢性病藥物、糖尿病控制不佳、心理因素等等，還是要仔細抽絲剝繭來找答案，方能好好對症治療。

✽ 皮膚濕疹

案例：45歲的陳太太是服飾店的資深員工，因為全身濕疹多年，讓她的生活品質大受影響。看過許多醫生，診斷不外乎有慢性濕疹、尋麻疹、異位性皮膚炎等，甚至還有醫生認為是乾癬，可是吃藥多年，已經吃到沒有信心。她自己會上網

google 藥名，發現吃的藥幾乎都是抗組織胺、類固醇、免疫調節劑等，而吃藥的副作用她也都碰過，從嗜睡、腸胃不適、頭暈、記憶力衰退、體重增加等等，另外中藥也斷斷續續吃了一年，也都未見明顯好轉。

在一次機緣下聽到我的演講，就匆匆預約，她心想：「反正西藥已經沒救了，看看營養療法有沒有辦法。」在我幫她檢測過敏原、全營養素分析、尿液塑化劑、頭髮重金屬等檢測之後發現，她對於奇異果、鳳梨、鱈魚、小麥麥麩嚴重過敏，而且她體內塑化劑的壬基苯酚也是非常高，另外頭髮重金屬檢測發現汞、砷也是高得嚇人，血液中營養素包括鋅、維生素 D、維生素 A、β- 胡蘿蔔素都相當低，在在顯示她深受多種毒的影響，造成皮膚嚴重濕疹。

診斷：慢性濕疹、慢性重金屬中毒、塑化劑中毒、營養失衡、腸漏症

解方：首先，請她將愛吃的奇異果、鳳梨、麵包、麵條、鱈魚等禁吃 3 個月。每日喝水 2000 cc 以幫助塑化劑排出。因為她的工作在服飾成衣店，許多新衣服的染劑含有大量的壬基

酚，這可能是她壬基苯酚過高的來源，所以請她儘量不要試穿，而且整理衣物時戴上口罩及手套，以杜絕新衣染劑的可能接觸。

而重金屬推測是喜歡吃大型魚或是長期服用中草藥而來，所以請她改吃巴掌大的魚即可，另外要她飲食多蔬菜，禁甜食、油炸、加工食品。我也幫她開一些幫助排重金屬以及塑化劑的功能營養醫學處方，加上鋅、維生素 D、維生素 A、胡蘿蔔素、維生素 C 等處方。

論述：任何過敏濕疹，一定事出有因，所以必須積極找出各種急性、慢性過敏原。塑化劑和重金屬砷都和過敏有關，汞過高會影響腦神經系統以及腎功能，不處理也會造成記憶力衰退，甚至是感覺神經異常。而鋅、維生素 D、維生素 A、胡蘿蔔素、維生素 C 都和皮膚的新陳代謝、降低過敏有關，這也是許多醫師常忽略的重要環節。陳太太在調理 6 個月後，皮膚慢性濕疹幾乎好了九成以上。

提醒：檢驗過敏原時，如果之前 2 個星期內有服用藥物，例如抗組織胺或是類固醇，可能會壓抑過敏抗體指數，導致檢驗

不出來，尤其是類固醇更是如此，所以如果可以的話，在檢驗
過敏原時應先停藥至少 1 到 2 週。

Chapter 6
痛痛痛

＊頭痛

案例：阿娟是一位 56 歲的患者，因為高血壓服藥已經 10 多年了，可是頭痛及頭暈的問題一直困擾著她，每次頭痛發作時會持續數小時，甚至是 2 至 3 天左右，平均每個月都會發作 1 到 2 次，更頻繁的是每週可以發作 1 至 2 次。

她抱怨疼痛時的感覺像是血管跳動的劇烈疼痛，而且疼痛的位置在太陽穴附近，痛的厲害時，會用手按住頭部不敢動，如果搖頭，疼痛會加劇。

而刺眼的光線和太吵的聲音也會使頭痛加劇，發作時常伴有

噁心、嘔吐，一般只痛單側，但是也常有雙側一起痛的情形。
之前因為嚴重到常掛急診，變成急診室的常客。

在神經內科經過腦波、頸動脈超音波等一系列的檢查之後，
醫生跟她說是偏頭痛，之後一直服藥，有時甚至一天吃到 6 顆
止痛藥，因為這頭痛已經讓她壓力大到有些憂鬱症的情形，醫
生也開了抗憂鬱劑給她服用。另外在一次健檢當中發現骨質疏
鬆，醫生建議她打骨鬆藥物。她女兒是一名百貨公司的櫃姐，
在一次和熟識顧客聊天之下，建議她母親阿娟可以讓我看看。

診斷：偏頭痛、慢性食物不耐、腸漏症、鎂缺乏、維生素 D
缺乏、骨質疏鬆症

解方：經過驗血發現她對於牛奶、蛋白、杏仁、花生呈現嚴
重的食物不耐，因此我建議她避免吃這些食物至少 3 個月，另
外包括乳製品（牛奶、乳酪、起司、優酪乳、奶茶、冰淇
淋）、柑橘類水果、番茄、紅酒、巧克力、可可、味精都請她
不要吃。因為驗血發現她血液中維生素 D 以及鎂過低，請她多
攝取堅果（杏仁除外）、葉菜類、豆類（花生除外）、全穀類
等含鎂豐富的食物。

我鼓勵不愛運動的她每天出去走路，最好在下午太陽還沒下山前走個 40 分鐘。我也指導她沒事就按壓大拇指及食指中間的合谷穴，每日請她補充鈣鎂錠及維生素 D3、魚油、益生菌、功能醫學特殊薑黃及啤酒花萃取物。

論述：研究發現慢性偏頭痛患者血液中的酪胺（tyramine）、多巴胺、正腎上腺素都比常人高了許多，而這些物質正是會刺激血管的因子，酪胺來自於酪胺酸（tyrosine），尤其牛奶中的酪蛋白（casein）含量很高。

許多食物成分都含有酪胺，包括乳製品（牛奶、乳酪、起司、優酪乳、奶茶、冰淇淋）、柑橘類水果、番茄、紅酒、巧克力、可可、味精，因此有偏頭痛的患者，以上食物少碰為妙。

此外，如果有頭痛的問題，應該詳加記錄每次頭痛前有接觸到什麼食物，然後判斷誘發因素來降低發作頻率。如果還是經常頭痛，可以進一步抽血做急性專一食物 IgE 過敏原檢測和慢性食物 IgG4 不耐檢測，檢測結果經常會小兵立大功，找出意想不到的導致偏頭痛的過敏食物。

鎂不足與偏頭痛發作有關，而每 100 公克的堅果與種籽類中的杏仁、松子、葵瓜子、南瓜子，豆類中的花生、黑豆、黃豆、腰果等含有約 200 ～ 300 毫克的鎂，可以每日適量補充。

維生素 D 不足也會干擾鎂及鈣的吸收，造成骨質疏鬆及頭痛。

功能醫學特殊薑黃及啤酒花萃取物會比傳統薑黃粉抗發炎達 40 倍以上，這是功能醫學醫師使用的抗發炎處方。

合谷穴在中醫經穴調理中素有「面口合谷收」的口訣，自我長期按壓這個穴位，對於顏面、頭部之疼痛有降低紓緩的功效。

一個月後阿娟不可置信地告訴我她頭痛居然好了八成，3 個月後她吃止痛藥的頻率降到一週頂多 1 到 2 顆。

提醒：頭痛除了偏頭痛外，還有緊張型頭痛及叢集型頭痛，這三種頭痛發作的方式跟頻率都不相同，緊張型頭痛是最常見的慢性頭痛。

頭痛一定要先排除是否有腦腫瘤、腦炎、腦出血等重大疾病情形，所以先請醫生判斷你的頭痛屬於哪一類，再行調理，千萬不要延誤就醫。

＊胸痛

案例：30 歲未婚的蔓茲是一位髮型設計師，從 15 歲開始就立定志向要成為知名的設計師，賺大錢。努力不懈的她在就學期間就經常參加比賽，也獲得了知名髮型工作室老闆的賞識，畢業後就在公司擔任首席設計師，要預約她的時段剪髮都需要一兩個月後。

為了滿足客戶，她儘量接單，將時間排得極滿，飲食相當不規律，經常 10 分鐘解決一個便當，為了提神一天會喝 4 到 5 杯拿鐵，排便呈現便秘以及腹瀉交替的情形。

不過，讓她最困擾及懼怕的是前胸痛，痛起來的時候，就像是一塊石頭壓在胸口，有時候還會心悸，這胸痛甚至會造成食慾欠佳，晚上睡不好，真正熟睡時間只有約 3 到 4 小時。身高

158 公分的她，體重從剛踏入社會工作時的 47 公斤，瘦到現在的 40 公斤，為了這個問題去醫院做過全身健檢，不過健檢完，面對一些紅字，也不知所措。錢是賺到了，但是健康卻出問題了，她的老闆看不下去，建議她來找我調理看看。

診斷：焦慮症、二尖瓣脫垂、胃食道逆流、睡眠障礙、腸躁症

解方：摩羯座的蔓茲好勝心強，為了達到成功，她做了比一般人更大更多的努力，為了維持成功的地位以及賺得財富，卻忘記了身心靈是需要定時放鬆的。

她的胃鏡報告發現有胃食道逆流合併下食道黏膜輕度潰瘍，這是會造成胸痛；心臟超音波報告顯示有輕度二尖瓣脫垂現象，心臟科醫師不認為需要吃藥，不過如果壓力大或焦慮都會誘發她胸痛、胸悶、心悸。

我幫她進一步分析全營養狀況時，發現她體內抗氧化維生素輔酵素 Q10 以及維生素 C、維生素 A、維生素 D 都極低；慢性過敏原檢測，發現她對牛奶呈現重度敏感。我跟她對話時問了

一句：「你賺到了錢，可是健康卻一點一滴流逝，這樣只怕40歲時你會倒下去……」說到這時，她在診間突然眼淚流了下來，因為原生家庭的因素，看到父母親失和，母親受到極大的痛苦，因此她發誓要努力賺錢，養活自己，對於眾多男性友人的追求只有「拒絕」兩個字，是的，除了賺到錢、賺到地位，其他都不快樂。

在跟她溝通之後，為了過更好的生活品質，我請她認真吃三餐，每一餐都要細嚼慢嚥，用餐時掌握「不快、不甜、不油、不過飽」的原則，體會食物的美味，咖啡必須限制，一天一杯美式咖啡就好。另外也希望她限制每日工作時數，晚上去健身房運動，並且請她練習腹式呼吸、冥想。當然，也建議她補充缺乏的營養素。說也奇怪，她照做之後，每個月收入少了些，但是經常胸痛、心悶的情況幾乎好了！

論述：三餐不定，加上壓力，都會使得胃酸逆流加重，二尖瓣脫垂是心臟科常見的診斷，壓力以及咖啡因飲料會讓症狀變得頻繁，而這些都是胸痛常見的因子。慢活以及放鬆是治療胃酸逆流或是二尖瓣脫垂重要的生活型態。

　　提醒：胸痛還是要先請醫生診斷，排除重大疾病，例如心肌梗塞、氣胸、主動脈剝離、食道腫瘤等，然後再以生活型態和飲食調理來解決胸痛問題比較適當。

＊肌肉痠痛

　　案例：40 歲的小麗是一位保險業務員，每日為了開發新客戶絞盡腦汁，又為了服務老客戶的需求忙東忙西，生活也算是充實。不過，長期熬夜以及忽視運動，造成她的體重無聲無息地增加，身高 161 公分的她，原本年輕時體重都可以保持在 48 公斤左右，可是近年來居然增加到 62 公斤，排便也因為經常性緊張而造成容易腹瀉，有時一天會排便 3 到 4 次，腸胃科醫師診斷她有腸道激躁症。

　　她的保險客戶推薦她來找我調整體質，主要原因就是全身容易痠痛。剛開始時的症狀是後頸部容易痠，經常找盲人按摩師父抓龍，後來又發現背部也是，然後連兩側髖骨部位也容易疼痛，看過骨科及復健科醫師，可是症狀時好時壞。因為經常幫客戶處理癌症理賠業務，自己也開始害怕是不是得到癌症。

　　醫師認為她可能是慢性肌膜炎或是慢性纖維肌痛症，免疫風濕科醫師也排除是自體免疫疾病，到最後，幾乎所有醫師開給她的藥物都是在幾種止痛藥打轉，也有醫師開給她抗憂鬱劑。因為經常吃藥，吃到胃潰瘍發作，她自己笑說：「我雖然為自己買了許多保單，但真的希望不要因重大疾病用到它。」

　　診斷：慢性纖維肌痛症、腸躁症、維生素 D 缺乏、脂肪酸失衡、腸漏症

　　解方：我在評估小麗的飲食生活型態和功能醫學檢測結果發現，她應該是腸漏症加上營養素不均衡導致全身肌纖維發炎。一般正常人血液中維生素 D 應該是 30 ng/dl 以上，可是她只有 5 ng/dl 而已，紅血球抗發炎脂肪酸 omega-3 比例應在 6% 以上，她卻只有 2%，慢性食物不耐檢查發現牛奶、雞蛋、小麥、鳳梨、奇異果嚴重敏感，腸漏檢查也發現她確實有嚴重的腸漏症。

　　因此我希望她每日走路 40 分鐘，並請教練指導加強核心肌群的訓練，三餐應避免西式餐點，盡可能以中式低溫料理三餐，煮熟蔬菜每日至少 3 碗量，每日吃一份中小型海魚，避開

敏感食物至少 3 個月，營養素處方包括天然魚油、維生素 D3、益生菌、鎂離子錠、B 群維生素以及薑黃啤酒花萃取物等。

3 個月後回診，小麗告訴我，她的慢性肌肉疼痛好了七、八成，排便相當順暢，體重也減輕 4 公斤，人生突然變得很彩色。想當初，吃那麼多止痛藥，她真的是提心吊膽，深怕傷肝傷腎，還好目前檢測肝腎功能都相當正常。

論述：慢性纖維肌痛症困擾著許多人，吃藥止痛是他們的宿命，許多研究認為是中樞神經系統神經傳導物質失衡造成，這類患者常伴隨腸躁症及憂鬱症，壓力被認為是誘發因子之一。

從許多研究以及我個人的觀察，腸漏症是這類患者的重大肇因。也有許多研究發現，維生素 D 缺乏與這類的全身痛痛症有關，omega-3 脂肪酸在紅血球上的比例過低也會造成全身發炎，這都是與飲食生活型態大缺失有關。此外，運動加上核心肌群的訓練，不但可以降低全身發炎，也會增加對疼痛耐受的強度。

她的症狀改善，一部分是因為改善生活與飲食型態，另一方

面是我開的營養醫學處方具有腸漏修復、抗發炎、降低肌肉纖
維緊張的功效。

提醒：止痛消炎藥的確為現代人的疼痛控制帶來便利性，但
是長期使用所導致的副作用如肝腎功能受損、消化系統黏膜潰
瘍，恐會造成後續健康狀況下滑的骨牌效應，不可不慎。

Chapter 7
天旋地轉

＊貧血

案例：32歲的小文是一名國小老師，結婚3年之後因為先生有暴力傾向，最後訴請離婚，雖然離婚後暫時擺脫前夫暴力的威脅，可是精神上持續感受到無法喘息的壓力，而且還經常頭暈、心悸、臉色發白。後來她還注意到頭髮日益稀疏，洗頭時看著浴缸滿滿脫落的頭髮，真的是可怕極了。看過皮膚科醫師，診斷為壓力造成的落髮，建議她去找身心科醫師看診，之後領了一些抗憂鬱藥，問題仍沒解決，這時又發現指甲容易斷裂。

後來找到我這，我在她的指尖扎了一滴血，透過顯微鏡發現

呈現嚴重的小球性貧血，接著一檢驗血發現血紅素只有 7 gm/dl。這還得了，女生正常值應該是 12 gm/dl 到 16 gm/dl，這是嚴重的缺鐵性貧血。小文因為壓力加上飲食偏素，又因為子宮肌瘤偏大，造成每次月經量過多，這當然會造成貧血。

診斷：貧血、落髮、心悸、頭暈、憂鬱

解方：因為她的血紅素過低，一般醫生會建議先輸兩袋紅血球，她不願意接受輸血，所以為了增加造血，我建議她每天先吃些牛肉或是豬肉，飯後補充一些含維生素 C 多的水果，例如芭樂、奇異果、木瓜、柳丁等。同時請婦科醫師以內視鏡手術處理她的肌瘤，減少月經出血量。

因為她體內的鋅過低，我建議她每天補充 1 到 2 把堅果，也幫她補充胺基酸螯合鐵、鋅錠、維生素 C、B 群維生素，也為她注射維生素 B12。3 個月後，她的血色素來到 11 gm/dl，氣色也相當好，頭暈心悸不再，睡眠情況改善，好像離婚後的壓力也減輕不少，重點是 6 個月後，頭髮又恢復以往的茂密，指甲也不再輕易斷裂。

論述：貧血是女性常見的臨床疾病，主要是因為每個月的月經造成的血液流失，加上飲食可能不均衡，因此產生貧血。以小文的個案來說並不少見，輕微貧血可能沒有症狀，但是長期慢性貧血會造成全身組織細胞氧氣以及營養素供應不足，使得頭皮毛囊細胞萎縮，嚴重落髮，如果不盡早矯正血紅素，毛囊萎縮可能變成永久性，那後果就非常嚴重了。

貧血也會造成指甲床細胞分化停止，使得指甲容易斷裂。心臟因為貧血會發生心悸，甚至可能發生心臟擴大、衰竭。腦神經細胞因為貧血，會造成記憶力下降、認知功能異常，情緒容易憂鬱，睡眠的情況也會不佳。

雖然流行病學調查認為紅肉攝取過多與部分癌症有關，但是小文這種情形，為了增加造血速度，我建議她先吃些紅肉。鐵的動物性來源包括內臟類，如豬肝、豬腰子、豬血、豬心，其他如牡蠣、文蛤、牛肉、豬肉也都不錯；植物性來源有黑芝麻、紅鳳菜、紅莧菜、黑豆等，不過植物性鐵吸收不如動物性鐵。

維生素 C 可以促進鐵質的吸收，這也是我請她飯後吃些含有

維生素 C 水果的用意。造血元素其實不只鐵，還包括 B6、
B12、葉酸等，所以不要忘記補充 B 群維生素。

提醒：貧血原因一定要查清楚，除了婦科肌瘤出血造成貧血
以外，還要注意消化道腫瘤也有可能造成貧血。我曾碰過一位
女生「理所當然」地認為她的貧血是因為子宮肌瘤，所以猛補
鐵劑，每天吃牛肉、紅棗，但體重暴瘦加上排便有血，最後才
發現是大腸腫瘤，診斷確定時已經發現肝臟轉移，治療 6 個月
後就過世了，真的是替她難過。

✱ 頭暈

案例：40 多歲的鄭老師，育有一子，是某大學的副教授，
學術表現卓越，在國際期刊也發表了數十篇論文，生活相當忙
碌。在一次產學合作學術研討會簡報時突然覺得頭暈，看簡報
圖表的時候覺得有些複視，一張簡報畫面好像有兩個影子，那
時站著的她，因為站不穩，馬上扶著一旁的椅子撐到簡報結
束。長期有低血壓問題，鄭老師回家休息一下覺得好多了，以
為這樣的狀況是低血壓造成的，因此沒將這件事放在心上。

兩個月後，在大學實驗室指導學生時，又發生頭暈，而且這次更嚴重，伴隨著噁心、天旋地轉、後腦重重的感覺。這回嚇到她了，趕緊到醫院掛急診，檢查腦部斷層沒有異樣，轉門診檢查後，神經科醫師判定她是暫時性腦部缺氧，耳鼻喉科醫師認為是基底動脈性偏頭痛，因此服藥服了兩個多月，症狀好像好了一些，不過還是偶而頭暈，這才找到我這。我發現鄭老師有嚴重肌少症，骨質密度也呈現流失，血色素大約 11 g/dl，不重視飲食營養及運動的她，血管呈現老化，膽固醇大約是 250 mg/dl，低密度膽固醇 LDL 大約是 150 mg/dl（一般是總膽固醇大於 200 mg/dl、低密度脂蛋白膽固醇在 130 mg/dl 以上，便屬偏高，容易產生動脈硬化的疾病）。

診斷：頭暈、基底動脈性偏頭痛、高膽固醇血症、骨質流失、肌少症

解方：鄭老師因為著重學術上的表現，忽略了飲食的重要性。我請她每天一定要吃到 5 至 6 份蔬菜，水果 2 份，大蒜或是洋蔥可以經常入菜。蛋白質攝取嚴重不足部分，我請她補充白肉及植物蛋白，每日一定要運動，每 2 到 3 天接受核心肌群訓練，運動完後補充雞蛋、豆漿及香蕉。含有酪胺的食物，如

牛奶、紅酒、巧克力、番茄、橘子、柳橙、味精等要先避免，
含有咖啡因的飲品，包括咖啡、濃茶也要禁止。晚上則是儘量
11 點上床睡覺。營養調理包括鈣鎂錠、維生素 D3、魚油、紅
麴萃取物、輔酵素 Q10 等。

論述：基底動脈，是在後頸部脊椎動脈向上匯集到的動脈，
這血管支配了小腦、部分腦幹、內耳、部分腦枕葉，非常重
要。如果這血管發生硬化、狹窄、或是收縮，都會產生後腦缺
氧，於是可能發生頭暈、頭痛、步伐不穩、耳鳴、複視等症
狀，壓力、失眠、咖啡因、或是含有酪胺高的食物都宜避免。

另外，肌少症已經被認為是現代人健康一大隱憂，容易頭
暈、平衡感失調、免疫力下降、失智、憂鬱症等，所以鍛鍊肌
力加上適量蛋白質補充就顯得很重要。

因為鄭老師的膽固醇過高，因此我不建議她吃紅肉，而是以
白肉及植物蛋白為主。運動完後，補充蛋白質一定要加上一些
碳水化合物，例如香蕉，因為碳水化合物會先誘導胰島素分
泌，胰島素會促進胺基酸進入肌肉組織內合成肌肉。大蒜、洋
蔥可以幫助降低膽固醇。紅麴也有助於降低膽固醇，但是紅麴

也會阻礙肝臟合成輔酵素 Q10 的步驟，而輔酵素 Q10 是全身細胞粒線體合成能量的重要因子，尤其對於內耳平衡器官有助益，所以此時補充輔酵素 Q10 顯得更形重要。

提醒：頭暈必須要排除可能原因，像鄭老師的案例，即使現在電腦斷層看起來沒有異樣，如果基本營養狀況不改善，未來還是有可能造成動脈硬化狹窄，導致中風，因此不可不慎。

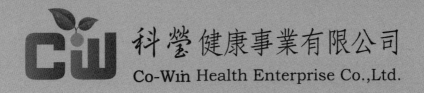

科瑩 健康事業有限公司
Co-Win Health Enterprise Co.,Ltd.

醫師・營養師 專業健康諮詢
📞04-24657998
營養醫學補充品專賣店

科瑩健康事業有限公司是一家營養醫學補充品專賣店。主要
保健食品來自於美國cGMP廠製造，原裝進口，品質保證。
產品原料來自於大自然植物、動物、微生物、礦物質等萃取
物，為市場上少數營養醫學等級的補充品。
科瑩堅持以最好的經營團隊，提供專業的服務品質，量身訂
作個人所需的營養補充品，為您的健康把關。

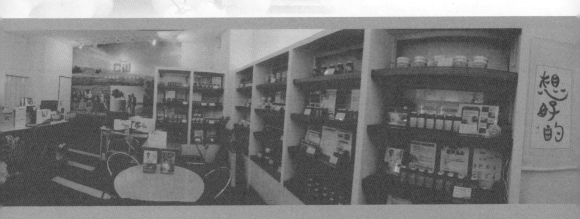

NUTRACEUTICAL SUPPLEMENT
www.cowin.tw
407台中市西屯區福雅路143號1樓(近中科特區)

國家圖書館出版品預行編目 (CIP) 資料

劉博仁不藏私的功能醫學新王道：吃藥不如吃對營養、
過對生活 小毛病不會變成大問題 / 劉博仁著. -- 第一版.
-- 臺北市：天下生活, 2018, 11

面； 公分 .--（健康人生；179）

ISBN 978-986-96705-2-4（平裝）

1.慢性疾病 2.健康法

415.2   107017821

健康人生 179

劉博仁不藏私的功能醫學新王道
吃藥不如吃對營養、過對生活
小毛病不會變成大問題

作　　者／劉博仁
封面設計／陳俐君
封面攝影／陳德信
責任編輯／陳美宮

發 行 人／殷允芃
康健雜誌社長／李瑟
總 經 理／梁曉華
總 編 輯／李國芬
出 版 者／天下生活出版股份有限公司
地　　址／台北市 104 南京東路二段 139 號 11 樓
讀者服務／（02）2662-0332　　傳真／（02）2662-6048
劃撥帳號／ 19239621 天下生活出版股份有限公司
法律顧問／台英國際商務法律事務所‧羅明通律師
總 經 銷／大和圖書有限公司　　電話／（02）8990-2588
出版日期／ 2018 年 11 月第一版第一次印行
定　　價／ 380 元

ＩＳＢＮ：978-986-96705-2-4（平裝）
書　號：BHHH0179P

天下網路書店 www.cwbook.com.tw
康健雜誌網站 www.commonhealth.com.tw
康健出版臉書 www.facebook.com/chbooks.tw